reinhardt

Gabriele Eßing

Wie Psychotherapie bei körperlichen Erkrankungen wirkt

Leitfaden für die Praxis

Ernst Reinhardt Verlag München

Dipl.-Psych. *Gabriele Eßing*, Berlin, ist seit mehr als 20 Jahren niedergelassene Psychologische Psychotherapeutin in eigener Praxis (Verhaltenstherapie, Gesprächspsychotherapie, Traumatherapie EMDR).

Bibliografische Information der Deutschen Nationalbibliothek

Die Deutsche Nationalbibliothek verzeichnet diese Publikation in der Deutschen Nationalbibliografie; detaillierte bibliografische Daten sind im Internet über <http://dnb.d-nb.de> abrufbar.
ISBN 978-3-497-03186-3 (Print)
ISBN 978-3-497-61774-6 (PDF-E-Book)
ISBN 978-3-497-61773-9 (EPUB)

Printed in EU
Covermotiv: © iStock.com/Svetlana Vdovina
Satz: Bernd Burkart; www.form-und-produktion.de

Ernst Reinhardt Verlag, Kemnatenstr. 46, D-80639 München
Net: www.reinhardt-verlag.de E-Mail: info@reinhardt-verlag.de

Inhalt

Warum dieses Buch? **9**

1 Körper und Psyche gehen gemeinsame oder getrennte Wege **14**
1.1 Wenn Körper und Psyche gleich empfinden 14
1.2 Wenn nur der Körper etwas spürt 17
1.3 Wenn der Körper krank wird 24

2 Wie die Psyche Körperprozesse beeinflusst **27**
2.1 Gene können an- und abgeschaltet werden 27
2.2 Das in Alarmbereitschaft versetzte Gehirn 29
2.3 Das gestresste Immunsystem 34

3 Wege in die Erkrankung **37**
3.1 Chronische Belastungen 37
3.2 Negative Überzeugungen und innere Glaubenssätze 39
3.3 Bedeutungsvolle Lebenskonflikte 42

4 Behandlung **45**
4.1 Psychoedukation 45
4.2 Den inneren Arzt zum Einsatz bringen 47
4.3 Was Vorstellungen und positive Erwartungen bewirken 53
4.4 Den Sinn in der Krankheit suchen 60
4.5 Stabilisierende Körperübungen einsetzen 65

5 Therapiegeschichten 71
5.1 Morbus Sudeck (Komplexes regionales Schmerzsyndrom) 71
5.2 Eine durchlebte Brustkrebserkrankung 76
5.3 Eine koronare Herzerkrankung 80
5.4 Chronischer Rückenschmerz 84
5.5 Rheumatoide Arthritis 89
5.6 Lähmungen der linken Körperseite 94
5.7 Eine chronische Blasenentzündung 97
5.8 Colitis ulcerosa – eine entzündliche Darmerkrankung 103

Schlussbemerkungen 109

Literatur 111

Sachregister 115

„Die einen Unterschied zwischen Körper und Seele machen, haben keines von beiden." (Wilde, 2016, S. 762)

Warum dieses Buch?

In meiner langjährigen Praxis als Psychotherapeutin habe ich immer wieder erfahren, dass viele meiner PatientInnen nicht nur psychisch, sondern auch körperlich leiden. Sie haben aber nicht nur Beschwerden, die allgemein als abhängig vom psychischen Befinden angesehen werden, wie Rückenschmerzen, Kopfschmerzen, anhaltende Erschöpfung und Müdigkeit. Vielmehr konnte ich darüber hinaus beobachten, dass Erkrankungen gehäuft auftreten, die bisher ausschließlich als körperlich angesehen werden; das heißt, bei denen ein Organschaden bzw. ein physiologisch nachweisbarer Krankheitsprozess vorliegt. Dazu zählen die weit verbreiteten Zivilisationserkrankungen wie Herz-Kreislauf-, Gelenk-, Magen- und Darmerkrankungen sowie chronische Entzündungen innerer Organe wie der Blase. Selbst Krebs gehört dazu. Ist das Zufall? Oder treten körperliche Störungen vermehrt auf, wenn auch die Psyche leidet?

Die Erkenntnis, dass die Psyche an der Entstehung und dem Verlauf fast sämtlicher Krankheiten beteiligt ist, ist bisher wenig verbreitet. Mittlerweile kann aber als erwiesen angesehen werden, dass Körper und Psyche bei fast jedem Krankheitsprozess miteinander verzahnt sind. Vieles weist darauf hin, dass es keine „rein körperlichen Erkrankungen" gibt, bei denen die Psyche keine Rolle spielt. Auch wenn noch nicht alles bis ins letzte Detail erforscht ist, so gilt als sicher, dass die Psyche im gesamten Krankheitsprozess eine wichtige Rolle spielt. Sie ist sicherlich nicht der alleinige Verursacher von Erkrankungen. Aber neben den eher seltenen genetischen Anlagen und den normalen körperlichen Alterungsprozessen ist ihr Einfluss von großer Bedeutung. Es ist mittlerweile gut belegt, dass Belastungen und Konflikte, ängstliche, deprimierende Gedanken und Gefühle sowie schlimme frühe Erlebnisse biologische Prozesse anstoßen, die sich in sämtlichen Körperbereichen zeigen und die zu Krankheiten führen können. Hierbei handelt sich keineswegs um einen nicht erklärbaren, mysteriösen Sprung, sondern um einen psychophysiologisch nachvollziehbaren Prozess (Schubert, 2016; Bauer, 2008; Rüegg, 2007).

Dass psychische Faktoren Auswirkungen auf den Körper haben, spielt in der gegenwärtigen Medizin aber nur eine untergeordnete Rolle. Hier ist die Trennung von Körper und Psyche noch weit verbreitet: Der Körper wird als eine kompliziert aufgebaute Maschine betrachtet. Treten Defekte auf, erkrankt ein Organ oder kommt es zu Abnutzungserscheinungen, versucht man den Schaden durch entsprechende Reparaturen zu beheben. Lediglich bei Körperstörungen, deren Ursache sich durch Blutuntersuchungen oder bildgebende

Verfahren nicht ausreichend nachweisen lassen, werden psychische Faktoren berücksichtigt.

Das beschriebene Vorgehen, sich vorrangig auf den Körperschaden zu konzentrieren, hat immer dann eine Berechtigung, wenn es sich um akute Beschwerden und Erkrankungen handelt. Dann ist die herkömmliche Reparaturmedizin von zentraler Bedeutung. Bei einem Herzinfarkt oder Schlaganfall muss rasch gehandelt werden. Auch Entzündungen, etwa eine Lungen- oder Nierenentzündung, benötigen zur Heilung eine Behandlung mit Antibiotika und ein Tumor muss operiert werden, soweit dies möglich ist. In all diesen Fällen handelt es sich um unverzichtbare, teils lebensrettende Maßnahmen.

Stellt sich aber die Frage nach der Entstehung und nach dem Verlauf von Erkrankungen, dann leistet die Reparaturmedizin eher wenig. Warum entgleisen Körperprozesse? Wieso kommt es zu Entzündungen in Gelenken und Organen? Von welchem Hintergrund entwickeln sich die weit verbreiteten Zivilisationskrankheiten? Diese Fragen lassen sich mit dem medizinischen Reparaturmodell, das fast ausschließlich den Körper in den Mittelpunkt stellt, nicht beantworten.

Verändert man den Blickwinkel und betrachtet man den Menschen als Einheit von Körper und Psyche, dann fällt es nicht schwer, die Verzahnung von körperlichen und psychischen Prozessen zu verstehen. Erkenntnisse der Neurowissenschaften, der Entwicklungspsychologie sowie der Psychoneuroimmunologie machen deutlich, dass sich von Anbeginn des Lebens der Körper in Abhängigkeit auch von äußeren Faktoren entwickelt. Gehirn, Nerven- und Immunsystem entwickeln sich nicht aus sich selbst heraus, sondern stets unter dem Einfluss von Erlebnissen und Erfahrungen. Hier spielen zwischenmenschliche Beziehungen eine besondere Rolle. So tragen liebevolle Eltern dazu bei, dass sich Gehirn, Nerven- und Immunsystem des heranwachsenden Kindes in eine gesundheitsfördernde Richtung entwickeln können. Vernachlässigungen bewirken das Gegenteil. Später im Leben sind es die psychischen Befindlichkeiten, die Erlebnisse und die sozialen Beziehungen, die den Körper beeinflussen. Gedanken, Gefühle, Verhalten wirken im gesamten Lebensverlauf auf das Immun- und Nervensystem. Sie tragen wesentlich mit dazu bei, ob der Körper erkrankt oder gesund bleibt (Grawe, 2004; Gerhardt, 2006; Schubert, 2015).

Belastende psychische Vorgänge wie chronische Konflikte, traumatische Erlebnisse und anhaltend traurig-ängstliche Gedanken und Gefühle können sich auf unterschiedlichen Ebenen und in sich unterscheidenden Körperprozessen manifestieren. So können etwa über das Nervensystem schmerzhafte Muskelverspannungen im Rücken entstehen. Der Körper drückt dann aus, was der Mensch empfindet. Werden die Belastungen und psychischen Konflikte nicht bearbeitet und nicht gelöst, kommt es leicht zu einem chronischen Rückenleiden (Heinl & Heinl, 2014). Belastende Konflikte und bedrohliche Ereignisse können aber auch dazu führen, dass körpereigene Schmerzdämpfer ausgeschüttet werden, die zu Lähmungen von Armen oder Beinen führen. Während sich am bewegungseingeschränkten Organ keine Störung finden lässt, sind es körpereigene Stoffe, die die schweren Symptome hervorbringen (Zubieta et al., 2001). Schließlich besteht auch die Gefahr von lebensgefährlichen körperlichen Krankheiten: So kann der negative psychische Zustand über das Nervensystem zu Bluthochdruck und in der Folge zu einem Herzinfarkt führen (Waller et al., 2016). Selbst die Entstehung von Krebs kann durch chronische Belastungen begünstigt werden, da ungute Gedanken und Gefühle dazu beitragen können, die Aktivität der krebsbekämpfenden Killerzellen herunterzufahren (Schubert, 2016).

Wenn der Einfluss der Psyche auf die Entstehung körperlicher Krankheiten von Bedeutung ist, dann besteht auch die Möglichkeit, dass über psychische Veränderungen Heilungsprozesse angestoßen werden. Die Bearbeitung psychischer Probleme kann dann dazu beitragen, Krankheiten zu mildern oder zu beseitigen. Werden Lebenskonflikte gelöst, Stress und Überforderung beseitigt und ungute Gedanken und Gefühle wie Angst und Wut reduziert, dann hat das auch positive Auswirkungen auf den Körper: Das aus dem Gleichgewicht geratene Nerven- und Immunsystem kann sich wieder normalisieren, Muskelverhärtungen und Entzündungen haben die Möglichkeit, sich zurückzubilden. Aus dem Ruder gelaufene vegetative Prozesse wie Blutdruckschwankungen finden vielleicht wieder in den Normalzustand zurück. Die Abwehrkräfte des Körpers können gestärkt und Selbstheilungskräfte in Gang gesetzt werden, um den Ausbruch von Erkrankungen zu verhindern oder bereits vorhandene Krankheiten zu mildern oder zu heilen. Die immer wieder beschriebenen Spontanheilungen selbst schwerwiegender Krankheiten werden manchmal auch im Zusammenhang mit psychischen Veränderungen interpretiert. Der Arzt Bernie Siegel (2018) berichtet in seinem Buch „Prognose Hoffnung" von lebensgefährlich Erkrankten, die entgegen medizinischer Prognosen überlebten. Er vermutet, dass Veränderungen von Gedanken, Gefühlen und die Lösung von Konflikten dabei eine wichtige Rolle gespielt haben. Zu einem ähnlichen Ergebnis kommt der Neurowissenschaftler Joachim Bauer. Er ist der Überzeugung, dass Hilfen zur Gesundung psychischer Störungen selbst bei schweren Erkrankungen wie Krebs dazu beitragen können, die Krankheit zu besiegen (Bauer, 2020).

Wenn viele körperliche Krankheiten durch psychische Beeinträchtigungen mit verursacht sein können dann ist daraus ein Mehrbedarf an psychotherapeutischer Behandlung abzuleiten. Dieser umfasst Körperkrankheiten ohne bzw. mit für die jeweiligen Beschwerden nicht ausreichendem Organbefund als auch Beschwerden, die bisher als rein körperlich angesehen werden. Psychotherapie ist demnach ein wichtiger Bestandteil zur Behandlung von PatientInnen mit körperlichen Krankheiten.

Nun haben PsychotherapeutInnen bisher in der Regel eher ungern PatientInnen mit körperlichen Krankheiten behandelt, weil sie davon ausgehen, wenig bewirken zu können. Mit dem von mir in diesem Buch vorgelegten psychoneuroimmunologischen Ansatz wird ihnen ein theoretisch fundierter und praktisch orientierter Ratgeber an die Hand gegeben, in dem die Notwendigkeit und die Erfolgschancen erläutert werden, körperliche Krankheiten auch mit Psychotherapie zu behandeln.

In der **Psychoneuroimmunologie** (PNI) wird davon ausgegangen, dass (fast) alle Körpererkrankungen psychisch mit verursacht werden. Es wird der psychophysiologische Prozess der Krankheitsentstehung und der Wiederherstellung von Gesundheit beschrieben. Der Umschlag von psychischen Vorgängen in körperliche Prozesse steht dabei im Mittelpunkt: Untersucht werden schwerpunktmäßig die nervale und biochemische Kommunikation zwischen Psyche, Gehirn, Nerven- und Immunsystem sowie die sich daraus ergebenden Folgen für Krankheit bzw. Gesundheit.

In der **Psychosomatik** wird ebenfalls von einem Zusammenhang zwischen Körper und Psyche ausgegangen. Hier handelt es sich um einen Sammelbegriff, der sowohl psychisch bedingte Befindlichkeitsstörungen ohne Organbefund wie gelegentliche Magenbeschwerden oder Herzrasen als auch klassisch psychosomatische Störungen mit Organbefund wie Asthma oder Morbus Crohn umfasst, bei denen psychosoziale Faktoren als zusätzliche Auslöser oder Verstärker angesehen werden.

Eine Untergruppe von psychosomatischen Störungen, die durch hartnäckige körperlichen Beschwerden gekennzeichnet sind, stellen die **somatoformen Störungen** dar. Hierbei kann es sich um wechselnde Störungen aus unterschiedlichen Körperbereichen handeln, etwa Taubheitsgefühle oder Durchfall sowie um anhaltende Beschwerden aus nur einem Körperbereich wie der Blase oder der Herzgegend. Die Störung erscheint rein körperlichen Ursprungs, sie ist es aber nach genauerer Untersuchung nicht.

Was bedeutet nun die Annahme, dass die Psyche an der Entstehung körperlicher Beschwerden mit beteiligt ist? Heißt das, dass wir selbst schuld sind, wenn wir erkranken? Keineswegs! Jeder Mensch, gleich wie glücklich, kann krank werden. Die Psyche ist bei der Entstehung und Bewältigung von Krankheiten nicht als alleinige Ursache anzusehen. Auch wenn sie eine wichtige Rolle spielt, kann Heilung von körperlichen Erkrankungen nicht immer und ausschließlich mit Veränderungen psychischer Prozesse, mit Befreiung von belastenden Gefühlen, mit mehr Glücksempfinden und Sinnstiftung im Leben erreicht werden. Vieles spielt für den Gesundungsprozess eine wichtige Rolle. So ist auch entscheidend, wie weit der Krankheitsprozess bereits fortgeschritten ist. Ebenso können früh in der Kindheit erworbene Dispositionen wie ein krankheitsanfälliges Immunsystem oder ein leicht erregbares Nervensystem entsprechende Hindernisse darstellen. Auch körperliche Besonderheiten wie zum Beispiel weniger stabile Arterien, die durch Bluthochdruck schnell geschädigt werden können, müssen bedacht werden. Nicht immer ist eine vollständige Gesundung erreichbar, jedoch in vielen Fällen eine Linderung, die das Leben wieder lebenswerter macht. Von Bedeutung ist, dass psychische Gesundheit ein zentraler Baustein ist, um Krankheiten zu überwinden oder sie erst gar nicht entstehen zu lassen. Dieser wichtige Faktor wird in der gegenwärtigen Medizin kaum gesehen (Schubert, 2016). In diesem Buch sollen deshalb Möglichkeiten der Wiederherstellung von Gesundheit mit Hilfe psychischer Veränderungen aufgezeigt werden.

Es gliedert sich in zwei Hauptteile. Im ersten Teil werden Forschungsergebnisse vorgestellt, die sich mit den Auswirkungen der Psyche auf den Körper und auf körperliche Erkrankungen beschäftigen. Außerdem stehen Wege in die Erkrankung und Möglichkeiten zur Behandlung von Beschwerden im Mittelpunkt, die auf dem Wissen um die Beeinflussbarkeit des Körpers durch die Psyche basieren. Im zweiten Teil berichte ich von Begegnungen mit PatientInnen aus meiner psychotherapeutischen Praxis. Ich stelle Menschen vor, die unter unterschiedlichen Krankheiten wie Arthritis, Herzerkrankungen, Krebs, chronischen Rückenschmerzen und unerklärbaren Lähmungen einzelner Gliedmaßen leiden. Zur Wahrung ihrer Anonymität wurden Alter, Geschlecht, Beruf, Familienstand und einzelne Symptome der Erkrankten verändert.

Alle TeilnehmerInnen haben sich dazu bereit erklärt, ihre psychischen Befindlichkeiten genauer unter die Lupe zu nehmen und Veränderungen in ihrem Verhalten, ihren Vorstellungen und Gefühlen in die Wege zu leiten. Allen Betroffenen gelang es, ihre jeweilige Erkrankung zum Positiven zu verändern. Manchmal konnte sie sogar gänzlich überwunden werden.

Ich möchte mit meinem Buch Hoffnung machen und PsychotherapeutInnen dazu anregen, Menschen mit körperlichen Erkrankungen zu behandeln. Die Bearbeitung psychischer Probleme und Konflikte kann viel dazu beitragen, den Körper gesund zu erhalten und bereits bestehende Krankheiten zu mildern oder vielleicht sogar zu besiegen!

1 Körper und Psyche gehen gemeinsame oder getrennte Wege

1.1 Wenn Körper und Psyche gleich empfinden

Viele Menschen wissen instinktiv, dass Körper und Psyche zusammengehören. Empfinden sie Angst, spüren sie, wie ihr Körper erschlafft und ihre Schultern herabhängen. Eine auffallend blasse Gesichtsfarbe verstehen sie als Ausdruck von Panik und Schrecken. Spüren sie Wut und Ärger, geht dies mit aufsteigender Hitze und einer angespannten Muskulatur einher. Sie wissen auch, dass das Verhalten anderer Menschen, etwa eine abfällige Bemerkung, körperliche Beschwerden hervorrufen kann. Oft schmerzt dann der Magen oder die Verdauung klappt nicht mehr richtig. Aber auch Glück nehmen Menschen körperlich wahr. Der Körper fühlt sich leicht an, die Muskulatur ist entspannt, die Körperhaltung beschwingt, die Mimik freundlich.

Unsere Erlebnisse und Erfahrungen zeigen sich eben nicht nur in Form von Gedanken und Gefühlen, sondern auch körperlich: Angst, Kummer, Ärger, Freude und Glück werden in der Regel ganzheitlich, also sowohl gedanklich-emotional als auch körperlich erlebt und ausgedrückt. Sie äußern sich als innere Bilder und Phantasien, in der Körperbewegung, Gestik und Mimik sowie bei der Innenwahrnehmung des Körpers, beispielsweise über Schwitzen, Erröten oder Bauchgrummeln. So kann ein Mensch, den ständig Angst vor beruflichem Versagen plagt, sich in seiner Phantasie bereits arbeitslos und sozial am Boden sehen. Sein Gesichtsausdruck ist dann möglicherweise ängstlich und seine Körperbewegung verlangsamt. Durchfälle oder wiederholt auftretende Kopfschmerzen können ihn quälen.

Diese Beobachtungen verweisen darauf, dass körperliche und psychische Äußerungen eng miteinander verwoben sind. Hierbei besteht jedoch keine kausale „Einbahnstraße". Psychische Zustände wirken auf biologische Vorgänge und diese wiederum auf seelische: Untersuchungen belegen, dass bei Ärger und Wut der Puls steigt und bei Trauer der Hautwiderstand abnimmt (Ekman et al., 1983).

Umgekehrt fördern aber auch unterschiedliche Körperzustände verschiedene Gefühle: Menschen, die unter Schmerzen leiden, reagieren in der Regel darauf mit Ängsten, Kummer oder anhaltender Traurigkeit. Ihre Körperhaltungen, etwa der gesenkte Kopf und die herabhängenden Schultern, signalisieren dem

Gehirn, dass ein Stimmungstief vorliegt. In einem bekannten Peanuts-Cartoon erklärt Charlie Brown, man müsse den Kopf hängen lassen, wenn man seine Depression behalten will. Der Zusammenhang zwischen Körperhaltung und Gefühl wird so anschaulich demonstriert.

Auch Menschen, die unter psychischen Krankheiten leiden, erleben diese oftmals nicht nur in Form von Gedanken und Gefühlen, sondern auch mit dem Körper. Vegetativ-muskuläre Auffälligkeiten, die mit sich verfestigenden angstvollen, traurigen bzw. insgesamt leidvollen Gedanken einhergehen, sind bei ihnen chronifiziert. Bei Angsterkrankungen dominieren häufig Herzrasen, Zittern, Erröten und Schweißausbrüche. Depressionen werden von anhaltender Müdigkeit, Schlafproblemen, Appetitverlust und einer flachen Atmung begleitet. Eine neuere Studie konnte belegen, dass Menschen mit psychischen Krankheiten zugleich ein erhöhtes Risiko zur Ausbildung körperlicher Erkrankungen haben (Momen et al., 2020). Dass Krankheiten den ganzen Menschen betreffen, seine Psyche und seinen Körper, hat bereits C.G. Jung mit den Worten zum Ausdruck gebracht, „dass die Seele das innerlich angeschaute Leben des Körpers und der Körper das äußerlich angeschaute Leben der Seele ist, dass beide nicht zwei, sondern eins sind“ (Jung, GW10, §195, S. 112).

Das Zusammenspiel zwischen Körper und Psyche lässt sich mit einem Blick auf die Arbeit des Nervensystems verstehen:

Gedanken, Gefühle, innere Haltungen und das Erleben insgesamt sind mit dem Nervensystem verknüpft. Dieses lässt sich grob unterteilen in ein zentrales (Gehirn und Rückenmark) und in ein peripheres Nervensystem, das alle anderen Nervenfasern des Nervensystems, die den Körper durchziehen, umfasst. Das periphere System empfängt Informationen aus dem Gehirn. Hier sind insbesondere Teile des limbischen Systems, des gefühlsverarbeitenden Gehirns, zu nennen, die über die Wahrnehmung von Gefühlen, insbesondere Angst, Erregung und Wut, vegetative Funktionen steuern. Erleben wir starke Angst, dann schlägt dieser Gehirnbereich Alarm; in der Folge steigen Blutdruck und Pulsfrequenz. Umgekehrt versorgt das periphere Nervensystem das Gehirn mit Informationen aus dem Körper. Ein schneller Herzschlag oder Schmerzen in einem Körperbereich werden als Gefahrensignale an das Gehirn weitergegeben.

Das periphere Nervensystem wird wiederum in ein vegetatives (autonomes) und ein somatisches Nervensystem unterteilt. Das vegetative Nervensystem steuert automatisch ablaufende körperliche Vorgänge wie Herzschlag, Atmung, Blutdruck, Temperaturregulation, Schweißsekretion und Verdauung. Während der Sympathikus als ein Teil des Systems die Körperfunktionen wie Herztätigkeit und Blutdruck steigert, kümmert sich sein Gegenspieler, der Parasympathikus, um Ruhe und Entspannung. In der Regel ergänzen sich Aktivierung und Entspannung. Nach der Erregung beruhigen sich die körperlichen Vorgänge und pendeln sich wieder auf den Normalzustand ein. Bleibt aber der Erregungszustand konstant hoch und dadurch die Entspannung über lange Zeit aus, etwa weil Ängste oder Ärger nicht beseitigt werden können, kommt es leicht zu einer Fehlsteuerung des vegetativen Nervensystems. Hierdurch befindet sich etwa der Blutdruck in einem ständigen Aktivierungszustand, so dass in der Folge Bluthochdruck auftreten kann.

Gefühle können aber auch mit Hilfe muskulärer Spannungen ausgedrückt werden. Das somatische Nervensystem reagiert bei Stress, Wut und Ärger mit Muskelanspannungen, die sich im Rücken-, Kopf- und Nackenbereich, aber auch in anderen Körperbereichen, etwa dem Kiefer, der Blase oder der Brust schmerzhaft bemerkbar machen können. Auch hier gilt: Ein Wechsel von Anspannung und Entspannung ist normal. Sind wir sehr wütend oder starken Belastungen ausgesetzt, reagiert die Muskulatur mit Anspannung. Wenn wir wieder zur Ruhe gekommen sind, lockert sie sich entsprechend. Nur wenn Wut, Ärger oder Stress länger anhalten, verhärtet sich die Muskulatur, was in der Regel mit Schmerzen einhergeht. Der Zustand der Anspannung muss aber über einen fortwährenden Zeitraum aufrechterhalten werden, bevor Körpersymptome auftreten. In einer Studie aus einem Großraumbüro, in der KopfschmerzpatientInnen mit Menschen ohne Kopfschmerzen verglichen wurden (Schlote, 1989; Traue & Kessler, 1992, zitiert nach Seemann, 2000), zeigte sich, dass die Kopfschmerzgeplagten nicht einen auffällig erhöhten Muskeltonus aufwiesen. Sie zeichneten sich aber dadurch aus, dass ihr konstant hoher Muskeltonus tagsüber kaum variierte, während derjenige der gesunden KollegInnen häufig zwischen Anspannung und Entspannung wechselte.

BEISPIEL

Peter ist gerade Vater von Zwillingen geworden. Zur gleichen Zeit wird ihm in seiner Firma die lang ersehnte Beförderung angeboten. Obwohl der Zeitpunkt für ihn ungünstig ist, will er die neue Stelle nicht ablehnen, da sie ihm neben dem guten Gefühl, endlich sein Ziel erreicht zu haben, auch mehr Geld einbringt. Nun steht er stark unter Druck, den neuen beruflichen Anforderungen zu genügen und zugleich die Neugeborenen zu betreuen. Dazu kommt häufiger Streit mit seiner Frau, die sich von ihm mehr Unterstützung wünscht. Peter ist sein Unbehagen sehr wohl bewusst – er fühlt sich im Beruf überfordert und erlebt seine Frau als ungerecht, was mit Ärger und Wut einhergeht. Er sieht für sich aber keine Möglichkeit, an der Situation etwas zu ändern. Seine Anspannung schlägt sich auch körperlich nieder. Sie führt zur Verhärtung der Muskulatur im Nacken- und Schulterbereich. Heftige Kopfschmerzattacken sind die Folge.

Für Peter ist es wichtig, den Zusammenhang zwischen Kopfschmerzen und psychischer Anspannung zu verstehen. Sein Gefühl der Überforderung, seine Wut und sein Ärger sind ihm zwar bewusst. Dass sich aber seine Anspannung auch körperlich niederschlägt, ist für ihn neu.
Wie kann ihm geholfen werden? Zuerst einmal, indem er erfährt, wie seine verhärtete Muskulatur wieder gelockert werden kann. Die Progressive Muskelrelaxation ist hier ein bewährtes Verfahren. Die Übungen bestehen darin, die Muskelgruppen im Nacken- und Schulterbereich bewusst anzuspannen und sie in einem zweiten Schritt wieder zu lösen. So kann die Körperwahrnehmung verbessert und die Verspannung gelöst werden.
Da aber die muskuläre Verspannung auf der psychischen Anspannung basiert, werden die Kopfschmerzen immer wieder auftreten, solange die zugrunde liegende Konfliktsituation nicht besser gelöst wird. Hilfreich könnte sein, wenn Peter anstelle von Wut und Ärger gegenüber seiner Frau seine Hilflosigkeit in der belastenden Lebenssituation zum Ausdruck bringt. Auf dieser Grundlage kann das Paar über bessere Lösungsmöglichkeiten nachdenken. Vielleicht lässt sich stundenweise eine Betreuung der Kinder durch nahe Verwandte organisieren. Oder Peter versucht bei seinem Arbeitgeber nachzufühlen, ob Homeoffice für einen oder zwei Tage wöchentlich vorstellbar ist.

1.2 Wenn nur der Körper etwas spürt

Es kann aber auch sein, dass Körperbeschwerden völlig unabhängig vom Erleben des Betroffenen auftauchen. Im oben beschriebenen Fall ist das Gefühl der Überlastung noch da. Peter ist seine Überforderung, sein Ärger und seine Wut bewusst. Oft treten aber Symptome auf, die in keinem Zusammenhang zu den aktuellen Lebensumständen und den vorherrschenden Gedanken und Gefühlen stehen. Der Körper meldet sich scheinbar von ganz allein. Plötzlich stellen sich Magen-Darm-Beschwerden ein, die nicht mehr verschwinden, oder der Rücken schmerzt. Vielleicht gerät das Herz aus dem Takt mit Kurzatmigkeit, rasendem Puls und Druck auf der Brust. Der Körper spürt etwas, während der betroffene Mensch gedanklich-emotional damit nichts anfangen kann.

Ein nicht unerheblicher Anteil körperlicher Beschwerden bleibt ohne Organbefund. Für 20–30% der PatientInnen sowohl in Allgemein- als auch in Facharztpraxen kann kein Organschaden festgestellt werden (Stelzig, 2013). Für ca.

90 % der Rückenschmerzen gibt es keine kausalen pathologischen somatischen Befunde (Kröner-Herwig, 2000). Selbst wenn ein Organbefund diagnostiziert wird, etwa ein Bandscheibenvorfall, ist dieser nicht unbedingt für die Schmerzen verantwortlich zu machen. Denn Bandscheibenvorfälle finden sich auch bei Menschen, die nicht unter Rückenschmerzen leiden (Schultz-Venrath et al., 1986, zitiert nach Hasenbring, 1993). Auch kann bei einem Drittel der Notfälle, die mit den typischen Symptomen eines Herzinfarkts, also mit Kurzatmigkeit, rasendem Puls und Schmerzen, in die Klinik kommen, kein Infarkt diagnostiziert werden (Rüegg, 2013). Auch lässt sich bei etwa jeder sechsten Vorstellung in einer Sprechstunde, die auf neurologische Störungen wie Schlaganfälle oder Krampfleiden spezialisiert ist, kein körperlicher Befund für die vorhandenen Körpersymptome finden (Popkirov, 2020).

Wie lässt sich das erklären? Dass körperliche Beschwerden ohne Organschaden auftreten können, hängt damit zusammen, dass die Gefühlszentren im Gehirn auch dann aktiviert werden, wenn wir uns den vorhandenen Konflikten und Belastungen nicht stellen wollen. Wenn wir negative Gedanken, Gefühle und den anhaltenden Stress auszublenden versuchen, werden gleichwohl Reaktionen des Nervensystems initiiert, die die Belastungen körperlich zum Ausdruck bringen. Jedes Organ und jeder Körperbereich können hiervon betroffen sein. Der Körper reagiert, auch ohne dass das dazugehörende Gefühl bewusst wahrgenommen wird. So können nicht eingestandene Ängste und Probleme Reaktionen des vegetativen Nervensystems hervorrufen, indem sie das Herz vermehrt schlagen und Herzmuskelzellen sich spontan entladen lassen. Der Betroffene nimmt das als Herzstolpern wahr. Gleichermaßen kann psychische Daueranspannung mit Muskelanspannung einhergehen, die nicht nur schmerzhaft im Nacken und Rücken spürbar ist. Sie kann auch andere Körperbereiche, etwa die Brust oder die Blase, betreffen, was sich dann als Herzschmerz oder Blasenreizung bemerkbar macht. Darüber hinaus kommt es durch negative Gedanken und Gefühle bzw. ständige Konflikte zu sich verändernden Darmbewegungen und Magensäureausscheidungen, was mit Beschwerden in diesen Körperbereichen einhergeht.

BEISPIEL

Christine, eine 34-jährige Finanzberaterin, arbeitet erfolgreich in ihrem eigenen Unternehmen. Nicht selten umfasst ihr Arbeitstag zwölf Stunden. Nebenbei kümmert sie sich noch um die beiden Kinder und den Haushalt. Unter der Woche werden die Kinder von einer Kinderfrau betreut. Am Wochenende ist Christine für sie da. Mit vielen Aktivitäten – Besuchen im Zoo, Einladungen von FreundInnen – versucht sie die beiden für ihre Abwesenheit unter der Woche zu entschädigen. Lediglich in den

großen Schulferien hat sie etwas Zeit für sich, da sich die Kinder dann bei dem im Ausland lebenden Vater aufhalten. Diese freie Zeit nutzt sie in der Regel, um liegengebliebene Arbeiten zu erledigen. Wenn Freunde Christine sagen, dass sie sich zu viel aufhalst, kann sie das nicht verstehen. Sie ist erfolgreich mit ihrem Unternehmen und stolz auf das, was sie geschafft hat. Die immer wieder auftretende Erschöpfung blendet sie aus. Plötzlich treten Herzbeschwerden auf, für die sich nach umfänglichen Untersuchungen keine organische Ursache finden lässt. Als der Arzt ihr vorschlägt, mehr Ruhephasen in ihren Alltag einzubauen, hält sie das für kaum umsetzbar und wenig sinnvoll. Sie begreift auch nicht, was ihr hohes Arbeitspensum mit ihren Herzbeschwerden zu tun hat. Die Aussage, ihre Herzbeschwerden könnten zu einer ernsthaften Herzerkrankung führen, hält sie für völlig überzogen.
Christine geht davon aus, dass sie ihr erfolgreiches Leben ihren unermüdlichen Aktivitäten verdankt. Es ist verständlich, dass die Vorstellung ihr Aktivitätsniveau zu senken – und damit den Erfolg zu gefährden – bei ihr auf Widerstand stößt.
Wie kann Christine der Zusammenhang zwischen ihrer Lebensführung und den Herzbeschwerden verständlich gemacht werden?
Eine Möglichkeit liegt in der Aufforderung zur achtsamen Selbstbeobachtung. Wann treten die Herzbeschwerden auf? Eher am späten Abend, wenn weitgehend Ablenkung fehlt und der Körper sich Gehör verschaffen kann? Oder in der Hetze des Tages, wenn dem Gefühl, eine Pause täte gut, nicht nachgegeben wird? Eine Analyse der Situation, in der die Herzbeschwerden erstmals auftraten, kann ebenfalls hilfreich sein.
Eine gute Übung besteht darin, Christine zu bitten, sich im Hier und Jetzt auf die Herzbeschwerden zu konzentrieren. Mit der Frage: Was will der Schmerz zum Ausdruck bringen und wodurch lässt er sich beruhigen. Druckgefühle, Herzstechen und Herzrasen verweisen auf Enge und Unruhe. Die Forderung nach mehr Ruhe, nach mehr Weite im Brustbereich, kann daraus abgeleitet werden.
Erst im Anschluss, wenn der Zusammenhang zwischen den Herzbeschwerden und dem überhöhten Aktivitätsniveau im Alltag verstanden ist, besteht die Möglichkeit, dass Christine über Veränderungen nachdenkt.

Es sind aber nicht immer verdrängte Konflikte und Gefühle, die nur den Körper spüren lassen, was im Leben nicht stimmt. Es gibt auch Menschen, die Schwierigkeiten haben, ihre Gefühle wahrzunehmen. Man spricht dann von mangelnder Gefühlswahrnehmung. Die Ursache hierfür ist meistens in der Kindheit zu finden. Kleine Kinder lernen normalerweise über den Kontakt mit den Eltern ihre Gefühle im Zusammenhang mit körperlichen Signalen zu identifizieren. Dazu müssen sie ihre Emotionen, auch die traurigen und wütenden, zulassen und zeigen dürfen. Mit Hilfe der Eltern erfahren sie, dass Muskelanspannung, schnelles Atmen, sich versteifen oder zusammengebissene Zähne auf ängstliche oder schmerzhafte Gefühle verweisen. Gelingt eine Zuordnung von Körperreaktionen und Gefühl nicht, findet vorrangig eine Konzentration auf den Körper statt. Die physischen Symptome, die Beschwerden und Schmerzen, können dann nur isoliert als vermeintlich rein körperliches Geschehen wahrgenommen werden (Weber, 2017).

BEISPIEL

Kurt leidet unter Atembeschwerden. Er geht davon aus, dass ein Infekt oder gar eine schlimme körperliche Erkrankung die Ursache ist. Als der Arzt nichts findet und ihn bittet, die Situationen zu beschreiben, in denen seine Atembeschwerden auftreten, kann er dazu gar nichts sagen. Stattdessen erzählt er detailliert, dass sein Hals sich eng anfühlt und sein Atem nicht fließt, sondern eher stoßweise kommt. Das Atmen fällt ihm halt schwer. Auf die Frage, wie er sich denn dabei fühlt, ängstlich oder erregt, fällt ihm nichts ein. Er versteht nicht, was die Frage nach Emotionen überhaupt soll. Er hält es für völlig ausreichend, sachlich seine Körperbeschwerden zu beschreiben.

Aus Kurts Kindheit ist bekannt, dass in der Familie Gefühle keinen Platz fanden. Seine Eltern waren kaum in der Lage, kindliche Gefühlsäußerungen wie Unlust, Erregung oder Stress adäquat zu spiegeln und in Sprache auszudrücken. Auf diesem Weg konnte zum Beispiel das Gefühl „Ich habe Angst“ nicht richtig erfasst werden. Stattdessen trat die Wahrnehmung „Ich kann nicht mehr atmen“ in den Vordergrund.

Mit Hilfe eines „Somatischen Marker-Trainings“ (Weber, 2017, S. 82ff.) kann versucht werden, auch im Erwachsenenalter noch die Wahrnehmung von Gefühlen und die Versprachlichung körperlicher Reaktionen zu üben. Etwa indem auf der allgemeinen Ebene Gründe für schlechte (oder gute) Emotionen gesammelt werden und in einem zweiten Schritt nachgespürt wird, wo sich die jeweiligen Gefühle im Körper bemerkbar machen.

Wie stark sich Reaktionen des Körpers verselbständigen können, lässt sich an Menschen zeigen, die ein Trauma erlebt haben, einen Überfall, eine Vergewaltigung oder einen schlimmen Verkehrsunfall. Noch Jahre nach dem schlimmen Ereignis können körperliche Beschwerden wie Zittern, Schweißausbrüche oder Atembeschwerden auftreten, obwohl in der aktuellen Situation keinerlei Gefahr besteht. Beliebige Reize, die die Betroffenen nicht mit dem früher erlebten Trauma in Verbindung bringen, können die Körpersymptome auslösen. Das lässt sich damit erklären, dass während des erlittenen Traumas Stresshormone dafür sorgen, dass das schlimme Erlebnis vorrangig im Gefühlszentrum des Gehirns gespeichert wird, dessen Inhalte nur sinnlich-körperlich, nicht aber als konkretes Ereignis abgerufen werden können. Hierbei handelt es sich um einen unbewussten Mechanismus: Die körperlichen Reaktionen, die ursprünglich mit dem erlebten Trauma in Verbindung stehen, haben überlebt, obwohl die Bedrohung längst vorüber ist. Der Körper hat sich den Schrecken gemerkt (Ehlers, 1999).

BEISPIEL

Juliane, eine 30-jährige Bankangestellte, bekommt im Gedränge in der Bahn oder im Bus regelmäßig stechende Schmerzen im rechten Arm, die sie sich nicht erklären kann. Der Arm schmerzt, wenn er berührt oder gedrückt wird, selbst bei leichten Berührungen. Die Schmerzen stehen in keinem Verhältnis zur auslösenden Berührung.

Aus Julianes Lebensgeschichte ist bekannt, dass sie ein paar Jahre zuvor einen Überfall auf ihre Bankfiliale erlebte. Damals hatte einer der Männer ihren rechten Arm mit einer Schlinge fest an einen Pfeiler angebunden, um sie daran zu hindern Hilfe zu holen. Dieser Zusammenhang ist Juliane nicht bewusst – ihr Körper hat ihn aber gespeichert:

Julianes traumatisches Erlebnis ist vorrangig im unbewussten Bereich des Gehirns abgelegt, dessen Inhalte nur über die Sinne und den Körper abgerufen werden können. Darum treten bei Berührungen des Armes Schmerzen auf, die bewusst nicht mit dem Erleben während des Überfalls in Verbindung gebracht werden.

Um die unwillkürlich auftretenden Schmerzen zu beseitigen, muss der Überfall im bewussten Gedächtnis abgelegt werden. Die konkreten Abläufe des schrecklichen Ereignisses zusammen mit den damals aufgetretenen Gefühlen, Gedanken und körperlichen Reaktionen müssen erneut bewusst erinnert und verbalisiert werden. Auf diesem Weg können die abgespaltenen Erfahrungen mit den dazu gehörenden Körperreaktionen eine Hemmung erfahren. Erst dann kann das Trauma der Vergangenheit zugeordnet werden. Berührungen des Arms können dann als das, was sie sind, wahrgenommen werden, nämlich als harmlose (schmerzfreie) Reize.

Um den Schrecken des bewussten Erinnerns weitgehend gering zu halten, besteht die Möglichkeit, Hilfsmitteleinzusetzen, indem beispielsweise die Rekonstruktion des Überfalls zuerst nur in der Vorstellung, auf einer imaginierten Leinwand, stattfindet, die jederzeit mit einer Stopptaste unterbrochen werden kann. Auch bildhafte Vorstellungen angenehmer Ereignisse können dazu dienen, die Erzählung immer mal wieder zu unterbrechen, um den Schrecken erträglicher zu gestalten.

Es kann sogar zu so einschneidenden körperlichen Beeinträchtigungen wie Hör- und Sehverlust oder Lähmung von Armen oder Beinen kommen, obwohl das jeweilige Organ völlig gesund ist: Der Mensch kann plötzlich kaum noch hören, nur noch vermindert sehen oder seine Beine versagen ihm – teilweise oder auch gänzlich – den Dienst. Auch wenn solche Erscheinungen, wie aufgezeigt, Folge eines vorangegangenen Traumas sind, reichen manchmal schon tiefgehende Konflikte oder Belastungen, denen man glaubt, nicht entrinnen zu können. Hierbei handelt es sich um eine unbewusste seelische Notfallreaktion. Die bedrohlichen Erlebnisse und Situationen, denen man scheinbar hilflos ausgeliefert ist, werden ausgeblendet. Dies dient dem Schutz vor den als unerträglich bewerteten Erfahrungen und Konflikten. Neurobiologisch lässt sich das damit erklären, dass in extrem belastenden Situationen körpereigene Schmerzdämpfer ausgeschüttet werden, die die emotionale Beteiligung am Geschehen betäuben (Zubieta et al., 2001). Die körpereigenen Schmerzdämpfer betäuben aber nicht nur das psychische Erleben (das traumatische Erlebnis, den bedrohliche Konflikt), sondern auch den Körper: Das Hören funktioniert dann nur noch wie durch einen Wattebausch, ein Schleier legt sich über die Augen, einzelne Gliedmaßen lassen sich nicht mehr normal bewegen.

Der 50-jährige Max wird mit dem Verdacht auf einen Schlaganfall in die Klinik eingeliefert. Der rechte Arm ist gelähmt. Seine Sprache klingt abgehackt. Die durchgeführten Untersuchungen ergeben aber keine organischen Hinweise darauf, dass ein Schlaganfall vorliegt. Max zeigt zwar entsprechende Symptome, ohne jedoch einen Schlaganfall erlitten zu haben. Nach seiner Lebenssituation befragt, stellt sich heraus, dass er seit längerer Zeit in ständigem Streit mit seiner Ehefrau lebt. Unmittelbar vor dem Auftreten der Symptome kam es zu einer eskalierenden Auseinandersetzung, die zum Auszug der Ehefrau aus der gemeinsamen Wohnung führte. In dieser Situation konnte Max den Impuls, seine Frau zu schlagen und ihren Auszug mit Gewalt zu verhindern, gerade noch abwehren. Sein Gefühl, ohnmächtig zu sein und starke Aggressionen zu verspüren, erlebt er als bedrohlich. Indem er diese zutiefst beunruhigende Emotion betäubt, wird zugleich die Beweglichkeit des Arms eingeschränkt.

Max muss verständlich gemacht werden, wie die Lähmung des Arms zustande kommt, ohne dass ein Organschaden vorliegt. Er wird darüber aufgeklärt, dass in psychischen Notfallsituationen nicht nur die Gefühle betroffen sind, sondern zugleich körpereigene Schmerzdämpfer zu Lähmungserscheinungen führen können:

Dass seine Frau ihn verlassen will, stellt für ihn eine massive Bedrohung dar. Sein Impuls, darauf mit Gewalt zu reagieren, verunsichert ihn zutiefst. Ohnmachtsgefühle und Gewaltphantasien rufen in Max einen unerträglichen emotionalen Aufruhr hervor, den er abzuwehren versucht. Diese Abwehr der unerwünschten Gefühle führt zu einer Art emotionalen Lähmung – zur Unfähigkeit, den Konflikt zu lösen. Körperlich zeigt sich die Abwehr in Form von Lähmungserscheinungen in dem Arm, der mit der vorgestellten Gewalt assoziiert ist.

Was ist zu tun? Zuerst einmal ist die gute Nachricht, dass die Lähmung in der Regel ohne bleibenden Schaden wieder zurückgeht. Um zu verhindern, dass sie in belastenden Konflikten immer wieder auftritt, sollte Max Umgang mit psychischen Belastungen thematisiert werden.

Bezogen auf die konkrete Situation heißt das: Max muss sich seinen angstvollen Gefühlen stellen. Es ist zunächst zu klären, ob seine Ehefrau noch umzustimmen ist oder ob ihre Trennungsabsicht unumstößlich ist. Hierbei kann eventuell eine Paarberatung helfen. Sollte Max sich mit der Trennung abfinden müssen, ist es hilfreich, sowohl seine damit zusammenhängenden Ängste als auch die Möglichkeiten zur weiteren Lebensgestaltung zu besprechen.

Auch seine belastende Gewaltphantasie muss thematisiert werden. Wird diese bewusst wahrgenommen zusammen mit der Tatsache, dass es sich hierbei lediglich um einen Impuls und nicht eine ausgeführte Handlung darstellte, kann sie realistischer und als weniger bedrohlich wahrgenommen werden. Allein die moralische Selbstverurteilung deutet darauf hin, dass die Wahrscheinlichkeit, dass Max zum Gewalttäter wird, nicht sehr groß ist.

1.3 Wenn der Körper krank wird

Was ist aber, wenn körperliche Erkrankungen mit einem Organschaden einhergehen, einer messbaren Störung physiologischer oder biochemischer Vorgänge? Wenn ein Herzinfarkt oder ein Schlaganfall eingetreten ist? Oder Darmerkrankungen, entzündliche Gelenke und Hauterkrankungen uns plagen? Wenn Bakterien zu einer Lungenentzündung oder Viren zu einer Grippe führen? Handelt es sich hierbei um Erkrankungen, die ausschließlich vom Körper ausgehen, die also unabhängig vom psychischen Befinden anzusehen sind? Oder spielt auch hier die Psyche eine Rolle?

BEISPIEL

Birgit ist der festen Überzeugung, dass ihre anhaltende Traurigkeit, ihr Desinteresse an sozialen Kontakten und ihr allgemeiner Antriebsmangel mit verantwortlich sind für den gerade erlittenen Herzinfarkt. Glücklicherweise hat sie ihn ohne bleibende Schäden überstanden. Nun sucht sie mit psychotherapeutischer Hilfe nach Wegen, um wieder mehr Lebensfreude zu entwickeln. Sie hat Angst, einen zweiten Infarkt zu erleiden, wenn sich an ihren negativen Stimmungen nichts ändert. Sind ihre Befürchtungen berechtigt?

Es liegen eine Reihe von Untersuchungen vor, die den Einfluss der Psyche bei der Entstehung von Erkrankungen nahelegen, die bisher als rein körperlichen Ursprungs angesehen werden. So erhöhen psychosoziale Belastungen, beruflicher oder privater Stress sowie Depressionen das Risiko für eine Herzerkrankung. Depressionen werden als Ursache für jeden dritten Herzinfarkt angenommen (Waller, 2016). Zudem scheinen Menschen, die bereits an einer Herzerkrankung leiden und zusätzlich noch depressiv sind, ein erhöhtes Risiko zu haben, früher zu sterben als Herzkranke ohne Depressionen. Des Weiteren weisen Studien darauf hin, dass häufig empfundene, intensive negative Gefühle wie Wutanfälle einen Herzinfarkt oder einen Schlaganfall auslösen können. So zeigen Forschungen, dass kurz nach dem Auftreten von Wutanfällen die Gefahr eines Herzinfarkts um das Fünffache und das Risiko eines Schlaganfalls um das Dreifache steigt; das Risiko eines platzenden Aneurysmas im Kopf versechsfacht sich sogar (Mostofsky et al., 2014).

Bei Depressiven konnten Knochenbrüche gehäuft beobachtet werden (Williams et al., 2009). Bei depressiven Frauen fand man im Vergleich zu gesunden Frauen eine geringere Knochendichte in der Wirbelsäule, was neben Knochenbrüchen bei Bagatellverletzungen auch vermehrt zu Rückenschmerzen führen kann (Chrousos & Gold, 1992). Der Ausbruch eines Lippenherpes ist möglicherweise mit zuvor erlebten negativen Gefühlen, überwiegend starkem Ekel, in Verbindung zu bringen (Buske-Kirschbaum et al., 2001). Als zusätzlicher Risikofaktor für Corona-Impfdurchbrüche wurden in einer jüngeren Studie psychische Störungen entdeckt (Nishimi et al., 2022).

Dass Erkältungen sich häufiger einstellen, wenn der Stress überhandnimmt, haben viele Menschen bei sich selbst bereits feststellen können. Diese Annahme kann auch durch eine Untersuchung gestützt werden, in der Menschen, die unter Druck stehen, mit Menschen verglichen wurden, die geringerem Stress ausgesetzt sind. Künstlich zugefügte Schnupfenviren riefen bei den gestressten Probanden signifikant häufiger einen Schnupfen hervor als bei den weniger gestressten Personen (Cohen et al., 2003).

BEISPIEL

Mario ist dabei, sein Studium der Soziologie abzuschließen. Auf die mündliche Prüfung bereitet er sich intensiv vor, weil gute Noten für sein Vorhaben, ein Stipendium für die Promotion zu erhalten, wichtig sind. Er fühlt sich gestresst und gerät unter Druck. Dass gerade jetzt eine Erkältung mit Schnupfen und Kopfdruck ausbricht, behindert seine Arbeit zusätzlich noch. Für Mario ist es wichtig, in der Prüfungssituation mehr Ruhephasen in seinen Alltag einzubauen. Ein klar strukturierter Zeit- und Tagesplan, regelmäßige, angenehme Tätigkeiten sowie entlastende Gespräche mit FreundInnen können helfen, die Erkältung rasch wieder los zu werden.

Selbst die Lebenserwartung scheint von unserem psychischen Erleben abhängig zu sein. Untersuchungen legen nahe, dass glückliche Menschen länger leben (Danner et al., 2001). Von 180 jungen Nonnen, die einem Kloster beitraten, wurden Tagebuchaufzeichnungen im Hinblick auf die darin enthaltenen positiven Gefühle wie Fröhlichkeit, Optimismus und Zufriedenheit geprüft. Im Alter von 85 Jahren lebten aus der Gruppe der fröhlichen Nonnen noch 90 %, aus der Gruppe der am wenigsten glücklichen nur noch 34 %.

Diese Erkenntnisse deuten auf die Möglichkeit hin, dass psychische Befindlichkeiten, also Gedanken, Gefühle und Verhalten, in der Lage sind, die Entstehung körperlicher Erkrankungen mit nachweisbaren Schädigungen zu befördern.

Damit verändert sich die Perspektive auf die Entstehung von Erkrankungen, die mit einem nachweisbaren Körperschaden einhergehen. Es stellt sich hierbei die Frage, wie die Psyche auf körperliche Vorgänge einwirkt, die mit einem Organschaden bzw. einer messbaren Störung physiologischer oder biochemischer Vorgänge einhergehen. Mit Hilfe von neueren Forschungsergebnissen aus den Bereichen der Neurowissenschaften, der Immunologie und der Epigenetik soll dieser Zusammenhang im folgenden Kapitel erläutert werden.

2 Wie die Psyche Körperprozesse beeinflusst

Es bestehen vielschichtige Wechselwirkungen zwischen Genaktivität, Nervensystem und Immunsystem. Dass die Bereiche hier getrennt voneinander behandelt werden, dient ausschließlich dem besseren Verständnis.

2.1 Gene können an- und abgeschaltet werden

Es ist eine weit verbreitete Ansicht, dass Gene einen wesentlichen Anteil daran haben, unter welchen Krankheiten wir leiden. So wird der genetische Faktor bei vielen Erkrankungen als Mitversucher genannt. Erleidet der Sohn einen Herzinfarkt und hatte bereits der Vater einige Jahre zuvor einen solchen, dann wird oft eine genetische Veranlagung vermutet.

Ein noch recht junger Forschungszweig, die Epigenetik, beschäftigt sich mit dem Zusammenhang zwischen Genen und Erkrankungsrisiko (Spork, 2017). Es gilt mittlerweile als gesichert, dass Gene nicht per se Krankheiten auslösen. Man wird zwar mit einem bestimmten Genpool geboren, der ein erhöhtes Krankheitsrisiko anzeigen kann. Damit geht aber nicht automatisch einher, dass die Krankheit auch wirklich ausbricht. Nur ein sehr kleiner Teil, schätzungsweise ein bis zwei Prozent aller Erkrankungen, ist eindeutig genetisch bedingt. Hierbei handelt es sich um Erbkrankheiten wie die Bluterkrankheit oder Mukoviszidose, die eher selten sind, und deren Ursache sich nicht beseitigen lässt. Auch bei den häufig thematisierten Brustkrebserkrankungen liegt der Anteil der genetisch verursachten Form unter fünf Prozent (Bauer, 2008).

Bei dem überwiegenden Teil der Erkrankungen, den weit verbreiteten Volksleiden wie Diabetes, Rheuma, Herz-Kreislauf-Erkrankungen und Krebs liegt die Ursache nicht vorrangig in den Genen. Von Bedeutung ist hier vielmehr die Regulation der Genaktivität. Sie bestimmt, ob die jeweilige Veranlagung zum Ausdruck kommt oder nicht. Es sind die epigenetischen, das heißt, über den Genen liegenden, Mechanismen, die steuern, ob ein Gen „angeschaltet" oder „ausgeschaltet" wird. Die Genregulation hängt wiederum von der Lebensführung und den Erfahrungen eines Menschen ab. Neben schädigenden äußeren Einflüssen wie dem Klima oder der Nahrung spielen der Lebensstil und die Psyche eine bedeutende Rolle.

Je unterschiedlicher die Lebensläufe, desto größer sind auch die Differenzen der epigenetischen Spuren. Untersuchungen an eineiigen Zwillingen, im Alter zwischen drei und 74 Jahren zeigen, dass ihre Lebensgewohnheiten – die körperliche Aktivität, Essgewohnheiten, der Genuss von Alkohol, ihr beruflicher Status sowie ihre familiäre Situation – mit chemischen Markierungen einhergehen, die auf eine Aktivität bzw. Ausschaltung bestimmter Gene hindeuten. Während die Unterschiede bei den sehr jungen Zwillingen noch nicht feststellbar waren, traten sie mit zunehmendem Alter umso stärker auf, und zwar je mehr sich die Lebensgewohnheiten der Geschwister voneinander unterschieden (Fraga et al., 2005).

Vorrangig scheinen Stress, Überforderung, negative Gefühle und Gedanken sowie belastende Lebensereignisse wichtige Faktoren zu sein, die die Genregulation und die Krankheitsentstehung mitsteuern. Werden Gene, die mit der Regulation von Stress in Zusammenhang stehen, abgeschaltet, können sich Krankheiten ungehinderter entfalten. Dass akuter Stress die Aktivität von Genen beeinflusst, konnte auch anhand des folgenden Versuchs gezeigt werden: Forscher setzten 76 Personen unter Stress, indem sie sie unter Beobachtung Rechenaufgaben lösen ließen. Parallel dazu erfolgten Blutanalysen jeweils vor und nach dem Rechentest. Es zeigte sich, dass der erlebte Stress mit Veränderungen in der Genaktivität einherging. Die Wissenschaftler zogen daraus das Fazit, dass die durch die Belastung ausgelösten epigenetischen Modifikationen mit einem erhöhten Risiko chronischer Erkrankungen einhergehen (Unternaehrer et al., 2017).

Dies gilt nicht nur für aktuell erlebten Stress, sondern auch für biographisch weit zurückliegende Erfahrungen. So beeinflussen traumatische Erlebnisse in der Kindheit die Aktivität der Gene. Untersuchungen zeigen, dass die mit der Regulierung von Stress in Verbindung stehenden Gene von Menschen, die in ihrer Kindheit schwer vernachlässigt oder misshandelt wurden und die später Suizid begingen, durch chemische Markierungen abgeschaltet waren. Ihre Fähigkeit, Stress auszubremsen, war durch ihre Erlebnisse offenbar lahmgelegt worden (McGowan et al., 2009).

Erfahrungen können sogar so prägend sein, dass sie sich dauerhaft im Erbgut festsetzen und an die folgenden Generationen weitergegeben werden. So konnte in einer Untersuchung gezeigt werden, dass sich Gewalterfahrungen in der Schwangerschaft noch im Erbgut der Enkelkinder bemerkbar machen (Serpeloni et al., 2017). Unter den Enkelkindern, deren Großmütter Gewalt erlebt hatten, zeigten sich Veränderungen bei Genen, die bei der Stressverarbeitung und Blutdruckregulation eine Rolle spielen. Dies lässt sich damit erklären, dass Eizellen sich schon im weiblichen Embryo bilden. Wird die (spätere) Großmutter mit einem Mädchen schwanger, betreffen mögliche Veränderungen auch die Keimzellen des Nachwuchses.

2.2 Das in Alarmbereitschaft versetzte Gehirn

Gedanken, Gefühle und Stimmungen manifestieren sich im Gehirn. Sind die Bereiche, die mit negativen Gefühlen, mit leichter Erregbarkeit, großer Ängstlichkeit und erhöhter Anfälligkeit für Stress einhergehen, besonders stark ausgeprägt, dann wird das Nervensystem bereits bei geringfügigen Anlässen, etwa harmlosen Alltagsproblemen, in Alarmbereitschaft versetzt. In der Folge geraten automatisch ablaufende körperliche Vorgänge wie Blutdruck, Atmung, Temperaturregulation oder die Verdauung leicht aus dem Gleichgewicht. Körperliche Anspannungen und eine verhärtete, schmerzende Muskulatur können sich entwickeln (Eßing, 2018). Vor diesem Hintergrund nimmt die Wahrscheinlichkeit zu, körperlich zu erkranken.

Nun werden wir aber nicht mit einem fertigen Gehirn geboren. Vielmehr erhält das Gehirn seine spezifische Prägung durch Erlebnisse und Erfahrungen, die wir in unserem Leben gemacht haben (Grawe, 2004). Wie leicht erregbar ein Mensch ist, wie anfällig für Stress, Ängste oder Traurigkeit, ist abhängig von dieser Prägung, die bereits im vorgeburtlichen Stadium beginnt und sich bis ins Erwachsenenalter fortsetzt. Hirnbereiche, die mit negativen Emotionen und Angst einhergehen, entstehen bereits im Mutterleib. Lebt die Schwangere in Verhältnissen, die von Sorgen oder gar Gewalt geprägt sind, dann können sich diese Areale besonders stark ausprägen. Nach der Geburt schreitet dieser ungünstige Prozess oftmals weiter voran, insbesondere dann, wenn die emotionale Versorgung des Kindes nicht gewährleistet ist oder es nicht liebevoll betreut wird. Kommt es gar zu schweren Vernachlässigungen oder Missbrauch, muss von irreparablen Störungen ausgegangen werden. Traumatische Erfahrungen in der Kindheit gehen daher mit einem erhöhten Risiko für körperliche Krankheiten einher (Gerhardt, 2006).

Neben der beschriebenen allgemeinen Prägung des Gehirns, durch die Krankheiten begünstigt werden, können spezifische Erfahrungen Spuren im Gehirn hinterlassen, die im Zusammenhang mit später auftretenden Erkrankungen stehen. Hierzu zählen etwa Erfahrungen mit starken oder anhaltenden Schmerzen, die durch Unfälle, Verletzungen oder erlittene Gewalt gemacht werden. Solche Erlebnisse führen häufig im Gehirn zur Ausbildung eines sogenannten Schmerzgedächtnisses (Flor, 2011). Das bedeutet, dass das Gehirn den Schmerz abspeichert und nun für später im Leben auftauchende entsprechende Reize sensibilisiert ist. Das Schmerzgedächtnis beschreibt also veränderte Nervenzellen-Verschaltungen, die die Basis einer gesteigerten Schmerzwahrnehmung bilden. Darum können nach vergleichsweise leichten Verletzungen starke Schmerzen auftreten, die das Ausmaß des Körperschadens weit übersteigen.

Nachgewiesen ist, dass schmerzhafte intensivmedizinische und operative Eingriffe bei neugeborenen Kindern unbewusste Schmerzgedächtnisspuren hinterlassen. Studien belegen, dass diese Kinder im späteren Leben auf Schmerzen weitaus intensiver reagieren als Kinder ohne entsprechende Vorgeschichte (Taddio et al., 1997, zitiert nach Rüegg, 2007). Chronische Schmerzerkrankungen sind auf diesem Weg vorprogrammiert. Häufig handelt es sich dabei um Kopf-, Magen- oder Rückenschmerzen, deren körperliche Ursache in keinem Verhältnis zum empfundenen Schmerz steht.

Das Schmerzgedächtnis kann sich aber auch noch im Erwachsenenalter entwickeln. Wiederholte oder intensiv erlebte Schmerzen, die im Zusammenhang mit Krankheiten, Unfällen, Verletzungen oder erlittener Gewalt auftreten, hinterlassen gleichermaßen Spuren. Bei späteren Verwundungen können dann verstärkt Beschwerden wahrgenommen werden, selbst wenn der Körperschaden eher harmlos erscheint. Hat etwa in der Vergangenheit ein schlimmer Unfall zu schweren Verletzungen geführt, treten in solchen Fällen einige Jahre später nach einer leichten Prellung erneut starke Schmerzen auf. In diesem Fall ist davon auszugehen, dass die neue Verletzung das Schmerzgedächtnis aktiviert hat und nun die überschießende Schmerzwahrnehmung herbeiführt.

BEISPIEL

Der 44-jährige Bernhard hat in seiner Jugend einen schweren Autounfall erlebt. Schlimme Verletzungen, die zu einem wochenlangen Krankenhausaufenthalt führten, waren die Folge. Damals quälten ihn noch sehr lange starke Rückenschmerzen. Ein erneuter Autounfall, 20 Jahre später, der aber nicht mit ernsthaften Verletzungen, sondern lediglich mit vergleichsweise harmlosen Prellungen einhergeht, führt erneut zu starken Schmerzen im Rücken. Diese stehen in keinem Verhältnis zum körperlichen Befund. Die neuen Verletzungen haben das Schmerzgedächtnis aktiviert und nun zu einer überschießenden Schmerzwahrnehmung geführt.

Zuerst einmal muss Bernhard mitgeteilt werden, dass er sich seine Schmerzen nicht einbildet. Er erhält aber zusätzlich die Information, dass nicht ausschließlich ein krankes Organ, sondern auch Veränderungen im Gehirn für die Wahrnehmung verantwortlich sind. Seine Schmerzen sind real; sie basieren auf dem Schmerzgedächtnis, das sich in Folge des früher erlebten schweren Unfalls herausgebildet hat. Seine Empfindsamkeit für entsprechende Reize ist dadurch stark erhöht.

Das Schmerzgedächtnis kann aber auch wieder beruhigt werden. Neue Erfahrungen sind gleichermaßen in der Lage, das Gehirn erneut zu beeinflussen:

Zum einen ist bereits das Wissen über die Existenz eines Schmerzgedächtnisses wichtig, denn allein der Gedanke, Schmerzen zu erleben, die nicht geklärt werden können, ist sehr belastend. Solche Gedanken gehen mit ängstlichen Gefühlen einher, die wiederum zu verstärkter Muskelanspannung und in der Folge zu einer verstärkten Schmerzwahrnehmung führen. Ist es aber möglich, den Schmerzen einen ursächlichen Zusammenhang zuzuordnen, stellt sich auf diesem Weg mehr Gelassenheit ein. Mit der damit einhergehenden Entspannung der Muskulatur kann sich die Schmerzwahrnehmung abschwächen.
Auch wenn das Schmerzgedächtnis nicht gänzlich abgeschaltet werden kann, so besteht doch die Möglichkeit, es wieder zu beruhigen. Wenn die Erfahrungen mit körperlichem Wohlbefinden verstärkt werden, schlägt sich auch das im Gehirn nieder. Eine gute Übung besteht darin, im entspannten Zustand den Körper auf seine Wohlfühlbereiche zu fokussieren. Indem man beginnt, sich in die gesunden, funktionierenden Körperbereiche einzufühlen und die damit einhergehenden Empfindungen achtsam wahrzunehmen, können die schmerzhaften Erfahrungen gewissermaßen überschrieben werden.

Die Neuropsychologin Herta Flor (2004) konnte für den chronischen Rückenschmerz zeigen, dass sich der für den Rücken zuständige Hirnbereich nach länger andauernden Schmerzen vergrößert, was mit einer erhöhten Schmerzempfindlichkeit für diese Körperzone einhergeht. Nachgewiesen wurden auch Veränderungen im Gehirn bei Menschen, die unter einem komplexen regionalen Schmerzsyndrom (Complex reginal pain syndrome, kurz CRPS) leiden. Hier treten Schmerzen und Bewegungseinschränkungen eines Körperteils, oft der Hand oder des Beins auf, die weitaus stärker sind, als dem zugrunde liegenden Organbefund nach zu erwarten ist. Beim CRPS konnte eine Verkleinerung des für den entsprechenden Körperbereich zuständigen Hirnareals beobachtet werden (Juottonen et al., 2002).

Von besonderer Bedeutung ist, dass das Gehirn neben den erlebten körperlichen Schmerzen auch die sie begleitenden Gefühle wie Angst, Hilflosigkeit oder Scham abbildet. Dieses emotionale Gedächtnis ist für das Verständnis vieler Schmerzerkrankungen wichtig, bei denen der Körperbefund und die Reizwahrnehmung sehr unterschiedlich ausfallen. Untersuchungen haben gezeigt, dass das emotionale Schmerzgedächtnis zugleich mit dem körperlichen Schmerz aktiviert wird (Rainville et al., 1997). Dies hat zur Folge, dass in Situationen, in denen die früheren den Schmerz begleitenden Gefühle erneut erlebt und die erlittenen Schmerzen wieder hervorgerufen werden können.

BEISPIEL

Der 30-jährige Lars musste in seiner Kindheit durch seinen Vater sehr viel Gewalt erleiden. In regelmäßigen Abständen fanden Prügelattacken statt, denen das Kind hilflos ausgeliefert war. Die Angst und die Scham waren für ihn mindestens so unerträglich wie die Schmerzen, die den ganzen Körper überzogen. Als Lars Jahrzehnte später in seinem Beruf große Angst vor einer möglichen Kündigung erlebt, der er sich gleichermaßen hilflos ausgeliefert fühlt, treten erneut Schmerzen am ganzen Körper auf, die sich sein Arzt nicht erklären kann. Lars beschreibt seine Beschwerden mit den Worten, sein Körper fühle sich wie zerschlagen an. Das emotionale Schmerzgedächtnis hat nun, ausgelöst durch die starke Angst vor der Kündigung, auch die körperlichen Schmerzen der früher erlebten Gewalt erneut aktiviert.

Lars Schmerzgedächtnis hat sich durch die erlittene Gewalt in der Kindheit herausgebildet. Es liegen erinnerbare autobiographische Schmerzerfahrungen vor, die die gegenwärtigen organisch nicht erklärbaren Schmerzen hervorrufen.

Wie kann Lars nun der Zusammenhang zwischen seinen frühen Gewalterfahrungen und den aktuellen Beschwerden bewusst gemacht werden? Hierzu setze ich gern die der Traumatherapie entstammende Übung „Affektbrücke“ ein. Diese besteht darin, dass Lars sich intensiv auf seine Vorstellung, gekündigt zu werden, konzentriert. Er soll die dabei vorherrschenden Gefühle der Angst, der Hilflosigkeit und der Scham bewusst wahrnehmen. In einem zweiten Schritt wird Lars gebeten, die Gefühle von der konkreten Situation, d.h. der Angst vor der Kündigung, zu trennen und sich nun ausschließlich auf die Gefühle zu konzentrieren, verbunden mit der Frage, in welchen früheren Lebenssituationen diese Empfindungen möglichweise schon einmal aufgetaucht sind. Er soll alle Bilder, Erinnerungen und Szenen, die aus dem Nebel der Vergangenheit auftauchen, an sich vorüberziehen lassen. Auf diesem Weg können die extrem angstvollen Gefühle der Vergangenheit zugeordnet werden. Indem Lars sich die Herkunft dieser Empfindungen bewusst macht, kann sein emotionales Schmerzgedächtnis beruhigt und die damit zusammenhängende Schmerzaktivierung beseitigt werden. Daran anschließend besteht die Möglichkeit, die potenzielle Kündigung auf einer realitätsbezogenen Ebene zu thematisieren.

Aber nicht nur äußere Erlebnisse wie Unfälle oder Gewalterfahrungen prägen das Gehirn. Allein unsere Gedanken und Vorstellungen können Veränderungen bewirken. Für das Gehirn besteht zwischen einer tatsächlich durchlebten Erfahrung und einer intensiv vorgestellten kaum ein Unterschied. Lässt man beispielsweise Menschen in ihrer Vorstellung Klavier spielen, ohne dass ihre Finger auch nur eine Taste berühren, dann vergrößern sich die Bereiche im Gehirn, die für die das Instrument spielenden Finger zuständig sind (Pascual-Leone et al., 1995). Stellen wir uns vor, einzelne Finger, Zehen oder die Zunge zu bewegen, so werden die Gehirnbereiche aktiviert, die für die jeweilige Steuerung verantwortlich sind (Ehrsson et al., 2003).

Die Tatsache, dass Vorstellungen das Gehirn beeinflussen können, gilt auch für den Krankheitsprozess. Der Neurowissenschaftler Joachim Bauer weist darauf hin, dass Vorstellungen und Glaubenssätze einem umschriebenen Hirnbereich zugeordnet sind, der wiederum in Verbindung mit den Angst- und Stresszentren steht (Bauer, 2020). Wenn wir nun fest daran glauben, krank zu werden, dann wird der Stressbereich aktiviert und das auf Erregung ausgerichtete sympathische Nervensystem übernimmt die Führung. In der Folge kommt es zu einer vermehrten Ausschüttung von Stresshormonen. Diese lösen im Körper einen Alarmzustand aus, der die unterschiedlichsten Körperbereiche betreffen kann. Die krankmachenden Impulse werden dann vorrangig auf den Körperbereich geleitet, den wir für krank halten. Wir können uns also potenziell krank „denken".

Wie stark Vorstellungen und Glaubenssätze den Körper beeinflussen, zeigt eine Studie, in denen Patienten mitgeteilt wurde, dass sie aufgrund der erhaltenen Medikation Schmerzen bekommen würden. In Wirklichkeit erhielten sie nur eine wirkstofffreie Substanz. Allein der Glaube daran führte aber nicht nur zu den vorausgesagten Beschwerden. Er ging auch mit hormonellen Veränderungen im Körper, vor allem mit einem Anstieg des Stresshormons Cortisol, einher. Durch die Behandlung mit dem Beruhigungsmittel Valium wiederum ließen sich die Schmerzen reduzieren, während die Hormonproduktion unverändert blieb (Benedetti et al., 2006).

Die Wirkung von Glaubenssätzen auf den Körper lässt sich aber nicht nur im Zusammenhang mit Schmerzen zeigen. So ließ man in einer bereits in den 1960er Jahren erstellten Studie Asthmatiker eine Kochsalzlösung inhalieren und sagte ihnen, dass diese allergieauslösende Substanzen enthielt. Die Teilnehmenden litten im Ergebnis nicht nur vermehrt unter Atemnot; bei fast der Hälfte verengten sich die Bronchien tatsächlich (Schachter und Singer, 1962).

2.3 Das gestresste Immunsystem

Was schwächt unser Immunsystem, so dass sich Krankheiten leichter entwickeln können? Der jüngere Forschungsbereich der Psychoneuroimmunologie (Schubert, 2015) untersucht diesen Zusammenhang. Standen früher Umweltgifte, ungesunde Ernährung und mangelnde Bewegung im Mittelpunkt, so wird heute das Augenmerk zunehmend auch auf chronischen Stress, anhaltende Belastungen, ungelöste Konflikte und seelische Krisen, auf Ängste und negative Stimmungen gelegt.

Gefahren für das Immunsystem sind nicht nur Viren, Bakterien oder Verletzungen, sondern auch psychische Belastungen. Es unterscheidet nicht zwischen körperlichen und psychischen Gefahren. Es reagiert gleichermaßen auf psychische Beeinträchtigungen, auf Ängste, Ärger, Krisen oder berufliche Probleme, ebenso wie auf körperliche Verletzungen. Dabei antwortet das Immunsystem stets mit einer vermehrten Ausschüttung von Stresshormonen und entzündlichen Prozessen im Körper. Im Normalfall klingen die Reaktionen aber nach kurzer Zeit wieder ab, wenn der Körper die Gefahren erfolgreich bewältigt hat, die Wunde wieder geschlossen ist und die Belastung abgebaut wurde.

Was passiert aber, wenn die Belastungen und unguten Gefühle kein Ende nehmen, wenn der Stress chronisch wird? Bei ungelösten Konflikten, ständiger Überlastung sowie vorwiegend negativen Gedanken und Gefühlen ist das geschwächte Immunsystem nur noch eingeschränkt in der Lage, Krankheitserreger zu bekämpfen. Erkältungen treten häufiger auf und es stellen sich auch schwerere Verläufe ein, wenn Menschen unter Anspannung und unguten Gefühlen leiden. In einem Experiment wurde knapp 400 Menschen, deren jeweilige psychische Belastung zuvor erfragt wurde, eine Lösung mit Schnupfenviren direkt in die Nase geträufelt. Je belasteter die Teilnehmer waren, desto eher stellten sich Schnupfensymptome ein (Cohen et al., 2003). Des Weiteren konnte festgestellt werden, dass bei chronischer Belastung Wunden langsamer heilen. Verglichen wurden Menschen, die sich um pflegebedürftige Angehörige kümmerten und durch die Dauerpflege belastet waren, mit Menschen, die keinem solchen Stress ausgesetzt waren. Bei den Pflegenden zeigte sich nicht nur ein geschwächtes Immunsystem, sondern auch eine verlangsamte Wundheilung (Kiecolt-Glaser et al., 1991). Selbst die Entstehung von Krebs kann durch ein geschwächtes Immunsystem begünstigt werden, da die Aktivität der krebsbekämpfenden Killerzellen heruntergefahren wird (Schubert, 2016).

Rüegg zitiert eine Studie der Psychoneuroimmunologin Kiecolt-Glaser, die darauf hinweist, dass bei chronischem Stress vermehrt von Immunzellen gebildete Botenstoffe ausgeschüttet werden, die Entzündungsreaktionen fördern

(Rüegg, 2017). Dauerhaft erhöhte Entzündungswerte gehen mit einer gesteigerten Anfälligkeit für körperliche Erkrankungen einher; dabei können die Entzündungsherde jedes Gewebe und die Wände von Arterien angreifen: Dann sind beispielsweise Gefäßverengungen sowie in der Folge ein Schlaganfall oder Herzinfarkt sowie zahlreiche Autoimmunerkrankungen wie Arthritis, Lupus erythematodes oder Diabetes die Konsequenz. Die bei Autoimmunerkrankungen dauerhaft erhöhten Entzündungswerte führen dazu, dass die Immunabwehr so stark angekurbelt wird, dass sie sich nicht nur gegen Fremdkörper, sondern auch gegen körpereigenes Gewebe richtet.

Chronischer Stress kann auch das Entstehen einer sogenannten stillen Entzündung begünstigen. Hierbei sind Schmerzen oder andere körperliche Symptome nicht vorhanden, sondern lediglich das sogenannte „sickness behaviour". Mit diesem Begriff wird ein Krankheitsverhalten beschrieben, das sich als Abgeschlagenheit, Lust- und Antriebslosigkeit zeigt. Liegt ein Infekt vor, ist ein auf Schonung ausgerichtetes Verhalten sinnvoll, um sich auszukurieren. Abgeschlagenheit und andauernde Müdigkeit als Folge von chronischem Stress, der mit stetigen Entzündungssignalen einhergeht, muss dagegen als eigenständige Krankheit verstanden werden (Krüger, 2017).

BEISPIEL

Die 25-jährige Sarah leidet unter vielen Belastungen. Sie fürchtet, den Anforderungen ihres Lehramtsstudiums nicht gewachsen zu sein. Darüber hinaus hält sie sich für unattraktiv und hat Schwierigkeiten, Freunde zu finden. Der Kontakt zu ihrer Familie ist konfliktbeladen. Am liebsten verbringt sie ihre Tage zurückgezogen auf dem Sofa in ihrer Wohnung. Sie ist ständig müde und abgespannt. Sie hat nur wenig Appetit. Schlafstörungen sind an der Tagesordnung. Ihr Körper ist aufgrund der Dauerbelastung geschwächt. Die Merkmale des ‚sickness behaviour' erinnern an die Symptomatik der Depression. Liegt bei Depressiven eine stille Entzündung vor, wird daher auch vermutet, dass die depressive Symptomatik im Zusammenhang mit der Entzündung entstanden ist.

Der Psychoneuroimmunologe Christian Schubert hat mit einer speziellen Untersuchungsanordnung die Auswirkungen von traurigen und positiven Stimmungen auf das Immunsystem untersucht. Die TeilnehmerInnen seiner Studie, Menschen mit Autoimmunerkrankungen und Krebs sowie gesunde ProbandInnen, sammelten mindestens einen Monat lang regelmäßig ihren Urin. Parallel dazu wurde mit Hilfe von Fragebögen und Interviews ermittelt, welche Ereignisse und Gefühle bei ihnen in dieser Zeit vorherrschend waren. Auf diesem

Weg konnte sowohl die Reaktion des Immunsystems als auch das psychische Befinden der Untersuchten erfasst werden.

Erwartungsgemäß zeigten die Untersuchungen, dass negative Erlebnisse und Gefühle mit einer erhöhten Ausschüttung von Stresshormonen einhergehen. Überraschend ist aber, dass das Immunsystem in der Lage ist, Belastungen zu signalisieren, die dem Betroffenen gar nicht bewusst sind. So gingen bei einer gesunden Probandin positive Gefühle ihrem Freund gegenüber mit einer starken körperlichen Stressreaktion einher. Sie reagierte körperlich auf positive Gefühle so, als erlebe sie Traurigkeit und Angst. Dieser Widerspruch konnte vor dem biographischen Hintergrund der Betroffenen geklärt werden: Während ihrer Kindheit und Jugend war ihr Liebesbedürfnis von den Eltern stets enttäuscht worden. Die Liebe zu ihrem Freund barg für sie die Gefahr einer erneuten Verletzung. Das Immunsystem brachte diesen unbewussten Konflikt mit einer erhöhten Produktion an Stresshormonen zum Ausdruck, deren gesteigerter Ausschuss zugleich das Risiko, körperlich zu erkranken, erhöhte (Schubert, 2016).

Es sind aber nicht nur die aktuellen Gefühle und Belastungen, die das Immunsystem beeinträchtigen. Die Weichen für ein gesundes oder krankheitsanfälliges Immunsystem werden bereits in der frühen Kindheit gestellt. So zeigt sich bei Kleinkindern ab dem ersten Lebensjahr, die gut versorgt werden und eine sichere Bindung zu den Eltern haben, eine abgeschwächte Reaktion auf Stress. Sie reagieren mit einer geringen Produktion von Cortisol, wenn sie in Kontakt mit unbekannten Menschen sind oder sich in ungewohnten Situationen befinden. Bei vernachlässigten oder misshandelten Kindern liegt dieser Schutz nicht vor. Durch ihren Körper zirkuliert ein zu hohes Maß an Cortisol. Ein Immunsystem, das sich von Beginn an in dieser Weise entwickelt, tendiert dazu, auch langfristig Krankheiten auszubilden. Eine Studie, die 9- bis 14-jährige Kinder, die ihre ersten Lebensjahre im Waisenhaus verbracht hatten oder Gewalt ausgesetzt waren, mit einer Kontrollgruppe von Kindern verglich, die aus behüteten Verhältnissen kamen, konnten bei ersteren viele Jahre später immer noch Zeichen eines geschwächten Immunsystems feststellt werden (Shirtcliff et al., 2009).

Eine weitere Untersuchung zeigte, dass bei Babys, deren Eltern nach der Geburt sehr gestresst waren, eine erhöhte Gefahr bestand, später an Diabetes Typ 1 zu erkranken (Sepa et al., 2005).

Des Weiteren ließen sich bei Frauen, die in ihrer Kindheit emotionale und körperliche Misshandlungen bzw. sexuellen Missbrauch erleben mussten, noch viele Jahre nach den schädigenden Erlebnissen erhöhte Entzündungswerte nachweisen (Boeck et al., 2016).

3 Wege in die Erkrankung

3.1 Chronische Belastungen

Chronische Belastungen gehen mit einem erhöhten Risiko einher, krank zu werden, gleich, ob es sich um berufliche oder private Überforderungen handelt. Wenn alles zu viel wird, gerät auch der Körper leichter aus dem Gleichgewicht. Laut einer Studie der Weltgesundheitsorganisation (WHO) sterben weltweit jährlich ca. 745.000 Menschen an einem Herzinfarkt oder Schlaganfall, weil die Arbeitsbelastung zu hoch ist: Betroffen sind Menschen, die mindestens 55 Stunden in der Woche arbeiten (Pega et al., 2021).

Dauerbelastungen gehen mit einer erhöhten Ausschüttung des Stresshormons Cortisol, mit vermehrten Entzündungsprozessen und starken Muskelverspannungen einher. In der Folge kommt es zu einer Vielzahl von Erkrankungen, deren Spektrum von leichten körperlichen Beeinträchtigungen bis hin zu tödlich verlaufenden Krankheiten reicht. Am Beispiel der Erkrankungen des Herzens kann die Vielfalt der Körperstörungen gezeigt werden. So kann als Folge anhaltender Belastungen das Herz anfangen zu „stolpern“. Bei dieser Symptomatik handelt es sich um zusätzliche Schläge zum normalen Herzrhythmus, sogenannte Extrasystolen, die meistens harmlos sind. Es ist auch möglich, dass sich Belastungen in Form von starken Muskelverspannungen im Brustbereich zeigen, die als Herzschmerzen wahrgenommen werden. Des Weiteren können überschießende Stresshormone zu einer Verkrampfung der kleinsten Gefäße führen, wodurch es zu einer Beeinträchtigung der Herzleistung kommt. Die Person verspürt dann starke Schmerzen in der Brust und leidet unter Atemnot. Man spricht dann vom sogenannten „Broken-Heart-Syndrom“, einem gebrochenen Herzen. Es kann aber auch zu einem Herzinfarkt kommen. In Folge der erhöhten Cortisolausschüttung lassen sich Entzündungszellen vermehrt nachweisen. Es entstehen kleine Risse in den Gefäßen und die Gefäßwände werden durch Kalkablagerungen verdickt. Die bereits verdickten Gefäße verstopfen und es kommt zum Absterben des Herzmuskelgewebes.

Nehmen die Belastungen kein Ende, dann tritt irgendwann anstelle des bisherigen Cortisolüberschusses ein entsprechender Mangel auf. Bei dauernder Überaktivierung ist die Leistungsfähigkeit des Organismus irgendwann erschöpft. Da das Stresshormon wie ein körpereigenes Medikament wirkt, um Entzündungen einzudämmern, führt ein Defizit dazu, dass sie unkontrolliert voranschreiten. Die erhöhte Entzündungsaktivität, die der Organismus nicht mehr herunterregulieren kann, ist ein wesentliches Merkmal vieler Autoimmunerkrankungen wie rheumatoider Arthritis, Lupus erythematodes, Multipler Sklerose, Psoriasis und Diabetes Typ 1.

BEISPIEL

Die 65-jährige Luisa betreut an mehreren Tagen in der Woche ihr einjähriges Enkelkind, um ihrer Tochter zu ermöglichen, auch in den Abend- und Nachtstunden als Ärztin in der Klinik arbeiten zu können. Zusätzlich pflegt sie ihren Ehemann, der seit einem Schlaganfall im Rollstuhl sitzt. Fahrdienste für ihren Mann zum Arzt und Physiotherapeuten übernimmt sie regelmäßig. Sämtliche Arbeiten im Haus, Einkäufe, Putzen, Kochen, werden von ihr allein erledigt. Zeit für sich selbst findet Luisa nicht mehr. Die immer öfter auftretenden Erkältungen und die vermehrt um sich greifende Müdigkeit versucht sie zu ignorieren. Als ihr Mann einen weiteren Schlaganfall erleidet und in die Klinik eingeliefert wird, spürt sie Atemnot zusammen mit einem Engegefühl und starken Schmerzen in der Brust. Alles deutet auf einen Herzinfarkt hin. Die daraufhin durchgeführte Herzkatheteruntersuchung zeigt aber nicht die für einen Herzinfarkt typischen Veränderungen der Herzkranzgefäße. In der Blutuntersuchung fällt aber ein erhöhter Stresshormonspiegel auf, der mit einer Verkrampfung der kleinen Gefäße an der Herzspitze einhergeht. Luisa leidet an einem sogenannten „Broken-Heart-Syndrom“.
Wie bei dieser Erkrankung typisch, erholt sich Luisa wieder ohne bleibende Schäden. Aber sie erlebt die Herzerkrankung als Warnschuss. Sie nimmt auch ihre chronische Überforderung wahr, sieht sich aber nicht in der Lage, etwas daran zu ändern. Bei der Vorstellung, ihre Hilfe für die Familie zu reduzieren, spürt sie starken inneren Widerstand.
Was sind die Gründe für Luisas extreme Fürsorglichkeit, mit der sie sich selbst überfordert? Aus ihrer Lebensgeschichte ist bekannt, dass ihre kindlichen Bedürfnisse nach Zuwendung und emotionaler Sicherheit von den kühl-distanzierten Eltern nicht befriedigt wurden. Verhielt sie sich nicht so, wie es von ihr erwartet wurde, kam es oft sogar zum Kontaktabbruch. Das Kind blieb dann einsam und verzweifelt sich selbst überlassen. Luisas aktuell überfordernde Fürsorglichkeit ist als Kompensation der eigenen emotionalen Bedürftigkeit zu sehen. Sie entspringt dem Wunsch nach emotionaler Sicherheit und Geborgenheit.

Erst nachdem Luisa dieser Zusammenhang deutlich geworden ist, kann sie über mögliche Veränderungen nachdenken. Zwar fühlt sie sich im Gespräch mit der Tochter noch ängstlich und unsicher. Umso mehr ist sie dann überrascht, als diese berichtet, ihrerseits bereits über Entlastungen für die Mutter nachgedacht zu haben. Sie überlegt sich berufliche Veränderungen, die Nachtarbeit ausschließen, oder die Inanspruchnahme einer bezahlten Kinderbetreuung. Auch eine Entlastung der Mutter durch eine Haushaltshilfe schlägt sie vor. Luisa macht die gute Erfahrung, Geborgenheit zu erfahren, ohne sich chronisch überfordern zu müssen.

Es sind aber nicht nur die aktuellen Belastungen, die den Körper krankmachen. Auch früher erlebte anhaltende schlimme Erfahrungen werden im Zusammenhang mit später auftretenden Krankheiten gesehen. In einer bereits 1998 veröffentlichten Untersuchung, die den Gesundheitszustand von etwa 17000 Personen dokumentiert, die in ihrer Kindheit Belastungen wie Vernachlässigung, Misshandlung oder desolaten Familienverhältnissen ausgesetzt waren, konnte im Erwachsenenalter ein erhöhtes Risiko zur Ausbildung chronischer Krankheiten wie solche des Herzens und der Lunge, Krebs, Schlaganfall und Diabetes festgestellt werden (Felitti et al., 1998).

3.2 Negative Überzeugungen und innere Glaubenssätze

Belastungen kommen aber nicht nur von außen. Es sind nicht ausschließlich die schwierigen – aktuellen oder vergangenen – Lebensumstände, die dem Körper schaden. Nicht nur die Überlastung im Beruf oder in der Familie, finanzielle Probleme oder so gravierende Ereignisse wie Trennung, Krankheit oder Tod eines nahen Angehörigen sind von Bedeutung. Was genau uns im Einzelfall belastet und überfordert, hat auch sehr viel mit unserer Persönlichkeit zu tun. Hier spielen Überzeugungen, innere Glaubenssätze und tief verankerte Gedanken und Gefühle eine wichtige Rolle. Hat jemand beispielsweise die feste Überzeugung, den Aufgaben des Lebens nicht gewachsen zu sein, oder meint er bzw. sie, von anderen nicht geschätzt und gemocht zu werden, dann handelt es sich um belastende Grundannahmen. Negative Gefühle und Gedanken, Selbstabwertung und Ängstlichkeit gehen – ähnlich wie äußere Belastungen – mit einer Aktivierung des sympathischen Nervensystems, einer vermehrten Stresshormonausschüttung und vermehrten Entzündungen einher. Damit steigt auch das Risiko, zu erkranken.

Solche negativen Grundannahmen stehen oft im Zusammenhang mit der Entstehung unbewusster Gedächtnisspuren in der frühen Kindheit. Wird ein Kind nicht liebevoll versorgt, dann kann das mit der Entwicklung eines ungünstigen Selbstwertgefühls einhergehen. Sprache, Körperhaltung, Mimik und Gestik der Eltern spiegeln dem Nachwuchs, ob er als Freude oder als Last empfunden wird. Die Herkunft der Selbstwahrnehmung „ich bin nichts wert", ist dem Erwachsenen in der Regel nicht bewusst, denn ein konkretes Erinnern ist aufgrund der Gehirnentwicklung erst im dritten Lebensjahr möglich. Die zuvor gemachten Erfahrungen gehen aber nicht verloren. Sie sind in unbewussten Gedächtnisbereichen gespeichert und beeinflussen die Ausgestaltung der Persönlichkeit. Der erwachsene Mensch versteht nicht, warum sein Selbstwertgefühl so gering ausfällt, er hat aber die tief empfundene Überzeugung, nicht liebenswert zu sein. Die Folge solcher inneren Glaubenssätze kann zu ungünstigen Überzeugungen führen: „Nur, wenn ich mich niemandem öffne, werde ich nicht verletzt." Solche Einstellungen gehen oft mit einer ängstlichen Selbstisolation einher. Oder es tritt die Überzeugung ein „Nur, wenn ich mich enorm anstrenge, es allen Recht zu machen und meine Arbeiten perfekt erfülle, finde ich Beachtung". Daraus folgt oft die Neigung zur Selbstüberforderung. Es liegt auf der Hand, dass Menschen sich mit dieser inneren Haltung selbst schaden können.

BEISPIEL

Anita, einer 25-jährige Studentin der Betriebswirtschaft, ist es sehr wichtig, nur hervorragende Noten zu bekommen. Ihr Arbeitspensum ist hoch, oft arbeitet sie noch bis spät in der Nacht. Ihre Devise ist: „Nur, wenn ich perfekt vorbereitet bin, werde ich mein Ziel erreichen, das Studium mit exzellenten Noten abzuschließen". Da sie wegen des hohen Arbeitspensums oft angespannt und müde ist, fürchtet sie, für ihren Freund nicht mehr attraktiv genug zu sein. Darum gibt sie in der Regel seinen Wünschen nach Kinobesuchen oder Wochenendreisen nach, auch wenn sie gar keine Lust dazu hat. Als ihr Freund vorschlägt, die Semesterferien für eine längere Reise nach Asien zu nutzen, stimmt sie zu, obwohl sie spürt, dass die Reise sie überfordern wird.

Plötzlich treten Rötungen im Gesicht auf, die sich vom Nasenrücken ausgehend symmetrisch auf die Jochbein- und Wangenregion ausdehnen. Nach eingehenden Untersuchungen wird bei Anita Lupus erymathodes diagnostiziert, eine Autoimmunerkrankung. Bei dieser Erkrankung verhalten sich die Immunzellen so, als hätten sie es mit einem Krankheitserreger zu tun. Anita handelt gegen ihre eigenen Wünsche. Ihr Körper reagiert ähnlich: Er greift sich selbst an.

Um den Zusammenhang zwischen der körperlichen Krankheit und ihrem psychischen Befinden zu begreifen, ist es für Anita wichtig, in der Psychotherapie Informationen darüber zu erhalten, dass Krankheiten des Immunsystems nicht nur durch Viren oder Bakterien, sondern auch durch psychische Belastungen ausgelöst werden können. Ihr überzogenes Perfektionismusstreben und ihre Neigung, gegen ihre eigenen Bedürfnisse zu handeln, muss besprochen werden. Sie hat bisher kaum wahrgenommen, dass sie sich mit ihrem Verhalten schadet. Indem Anita dazu angehalten wird, ihr Verhalten mit dem ihrer Freundinnen zu vergleichen, kann sie aber bereits erkennen, dass sich ihr Verhalten von dem der anderen stark unterscheidet und dass ihre Neigung, alles perfekt machen zu wollen sowie die eigenen Wünsche in den Hintergrund zu stellen, übertrieben sein könnte.
Wie lassen sich diese selbstschädigenden Gedanken und Verhaltensweisen erklären? Anitas Herkunft aus einem bildungsfernen Elternhaus ging damit einher, dass nur herausragende Leistungen als Berechtigung zum Studium angesehen wurden. Darüber hinaus hatte sie sich den Wünschen der Eltern unterzuordnen, da diese ihr ein Studium ermöglichten. Bei Anita entwickelte sich die innere Überzeugung, nur durch Leistung und Unterordnung unter die Bedürfnisse anderer geliebt zu werden.
Mit der Erkenntnis, wie sich diese innere Haltung entwickeln konnte, besteht nun die Möglichkeit, schrittweise etwas zu verändern, etwa den Wünschen des Freundes die eigenen entgegenzustellen. Auf diesem Weg können neue Erfahrungen gemacht werden. Als Anita zögerlich dem Freund mitteilt, dass sie die Reise nach Asien nicht machen möchte, erlebt sie, dass dieser zwar nicht begeistert ist, ihre Bedürfnisse aber akzeptiert, ohne sich von ihr abzuwenden. Das macht Mut, weiterhin die eigenen Wünsche mehr zum Ausdruck zu bringen.

Bei Glaubenssätzen und Überzeugungen handelt es sich aber nicht nur um individuelle, aus der Lebensgeschichte erwachsene Grundhaltungen. Vielmehr sind sie oft kulturell überlagert und betreffen das alltägliche Leben. Auch sie können eine beachtliche Wirksamkeit erzielen. So konnte eine Untersuchung zeigen, dass das Schmerzmittel Aspirin kaum wirkt, wenn es nicht mit dem Markennamen beschriftet ist, sondern lediglich allgemein als „Schmerzmittel“ bezeichnet wird (Branthwaite et al., 1981). An die Effektivität eines unbekannten Medikaments wird offenkundig weniger geglaubt. In jüngerer Zeit hat ein Forscherteam herausgefunden, dass die bekannten Nebenwirkungen von Corona-Impfungen wie Kopfschmerzen, Müdigkeit, Fieber und Übelkeit dann gehäuft auftreten können, wenn die Betroffenen mit negativen Erwartungen an die medizinische Behandlung herangehen (Haas et al., 2022).

Dass Erwartungen selbst mit einem frühzeitigen Tod in Verbindung gebracht werden, zeigt eine Studie, in der die Totenscheine von fast 30.000 chinesischstämmigen und ca. 400.000 zufällig ausgewählten US Bürgern ausgewertet wurden. Das Forscherteam stellte fest, dass Menschen mit chinesischer Abstammung im Durchschnitt ca. fünf Jahre früher starben als Menschen der Vergleichsgruppe, wenn ihr Geburtsjahr und ihre Krankheit in der Chinesischen Astrologie sowie in der Chinesischen Medizin als ungünstig angesehen wurden. Die Forscher kamen daher zu dem Ergebnis, dass die negativen Erwartungen einen Faktor darstellen, der für das frühzeitige Ableben mit verantwortlich sein könnte (Phillips et al., 1993).

3.3 Bedeutungsvolle Lebenskonflikte

Oft treten Erkrankungen in den gleichen Situationen auf. Das ist zum Beispiel der Fall, wenn jemand regelmäßig mit Magenschmerzen reagiert, sobald ein Treffen mit unbekannten Menschen ansteht. Das mag bei einer beruflichen Veranstaltung oder bei einem privaten Fest sein. Oder es stellen sich stets Rückenschmerzen ein, wenn eine Liebesbeziehung intensiver zu werden verspricht. Dabei reichen irgendwann bereits die Gedanken an ein mögliches Zusammenkommen mit anderen Menschen oder an das bevorstehende Treffen mit dem Freund oder der Freundin aus, um die Beschwerden hervorzurufen. Es entsteht ein Teufelskreis: Durch die sich einstellende Konzentration auf die Beschwerden geraten diese immer mehr in den Mittelpunkt. Über das Nerven- und Immunsystem werden krankheitsfördernde Prozesse transportiert. Aus den Magenbeschwerden entwickelt sich dann in der Folge leicht ein Geschwür und die Rückenbeschwerden können zu einem chronifizierten Schmerzleiden führen.

Ob jemand mit veränderten Magensäureausscheidungen oder mit einer Verhärtung der Muskulatur auf psychische Konflikte reagiert, lässt sich aber nicht sicher voraussagen. Manchmal gibt es Hinweise darauf, dass bereits in der Kindheit mit starker Anspannung der Muskulatur psychischen Problemen begegnet wurde. Kinder, die unter Druck geraten, beißen oft die Zähne zusammen oder spannen die Körpermuskulatur an. Das einmal gelernte Schema setzt sich dann oft bis ins Erwachsenenalter fort. Oder einzelne Familienmitglieder klagten in Konfliktsituationen regelmäßig über Magenbeschwerden. Das beobachtete Modell, dass der Magen erkrankt, wenn Schwierigkeiten auftauchen, bietet sich dann zur Übernahme an (Geuter, 2015).

Manchmal entsteht aber auch der Eindruck, dass Menschen eine Krankheit entwickeln, die ihr individuelles Lebensproblem zum Ausdruck bringt. Die Krankheit scheint in solchen Fällen einen sichtbaren Bezug zur eigenen Biographie zu haben; Körper und Psyche zeigen vergleichbare Auffälligkeiten. Hat beispielsweise jemand das Gefühl, seit längerer Zeit in einer ausweglosen Lebenssituation festzustecken und leidet er bzw. sie zugleich unter einer rheumatischen Erkrankung, die mit steifen Gelenken einhergeht, dann bringen Körper und Psyche gleichermaßen eine eingeschränkte Bewegungsfreiheit zum Ausdruck. Körperlich sind es die steifen Gelenke, psychisch ist es das Gefühl des „Festgefahrenseins", das die Bewegungsfreiheit einschränkt. Das Lebensgefühl und die Erkrankung sind dann als zwei Seiten ein und derselben Medaille anzusehen.

Der Immunologe Brian Broom (2015) nennt solche Krankheiten, die als Ausdruck eines tieferliegenden Konflikts zutage treten, „bedeutungsvolle Krankheiten": Körper und Psyche bringen Symptome zum Ausdruck, die ähnlich erscheinen. Dies ist beispielsweise dann der Fall, wenn unbewegliche Gelenke mit einer eingeschränkten Bewegungsfreiheit im Leben korrespondieren oder wenn sich die Rückenmuskulatur versteift und das psychische Erleben sich gegenüber unerwünschten Gefühlen verhärtet. In solchen Fällen scheint der Zusammenhang zwischen psychischen und körperlichen Symptomen offensichtlich.

Wie lässt sich das erklären? Wie kommt es zu „bedeutungsvollen" Krankheiten?

Es wurde bereits aufgezeigt, dass von Beginn des Lebens an unser Körper aufs Engste mit Erfahrungen verknüpft ist, die sich auch biologisch auswirken. Es existiert kein Körper, der sich aus sich selbst heraus entwickelt, unabhängig von äußeren Erlebnissen (siehe Kap. 2). Gehirn, Nervensystem und Immunsystem entwickeln sich vielmehr in Abhängigkeit von Erfahrungen, insbesondere von zwischenmenschlichen Beziehungen. Sind sie eher negativ geprägt, so kann dies bereits früh im Leben zu einer Schwächung des Immunsystems und einem leicht erregbaren, krankheitsanfälligen Nervensystem führen. Immer wieder praktizierte Verhaltensweisen wie die Anspannung der Muskulatur in Konfliktsituationen – im Rücken-, Nacken-, Kiefer-, Brust- oder Beckenbereich – prägen den Körper gleichermaßen.

Dieser Prozess der „Körperformung" endet aber nicht mit der Kindheit. Er setzt sich über die gesamte Lebenszeit hinweg fort, so dass auch im Erwachsenenalter neue Erfahrungen mit körperlichen Reaktionen einhergehen können.

BEISPIEL

Ferdinand, ein 26-jähriger Student der Biologie, hat wiederholt in Prüfungen schlecht abgeschnitten. Vor den nächsten Prüfungen fürchtet er sich nun so sehr, dass er am liebsten gar nicht mehr daran teilnehmen würde. Seine Angst, erneut zu versagen, lähmt ihn. Das würde aber bedeuten, das Studium aufzugeben, was er keinesfalls möchte. In seiner Familie hat jeder einen akademischen Abschluss und Ferdinand möchte nicht als Versager dastehen. Nun fühlt er sich der Situation hilflos ausgeliefert. Der Gedanke: „Wenn ich doch weglaufen könnte, nichts mehr von all dem sehen und hören müsste“ beherrscht ihn. Körperlich leidet er immer mal wieder unter einer Bindehautentzündung. Es zeigt sich psychisch und körperlich das Dilemma, in dem er steckt. Der Wunsch, die Prüfungssituation nicht mehr vor Augen haben zu wollen, drückt sich nicht nur gedanklich-emotional aus, sondern auch körperlich in Form der Bindehautentzündung.

Es ist wichtig, die Interaktion von Körper und Psyche für Ferdinand verständlich darzustellen. Auf der Erlebnisebene will er den mit Angst verbundenen Konflikt nicht in Augenschein nehmen. Über das Nervensystem kommt es zur Aktivierung des Immunsystems, das zu Entzündungsprozessen in den Augen führt. Diese Information lässt Ferdinand seine immer wieder auftauchende Augenerkrankung verstehen.

Was ist zu tun? Ferdinand muss Entscheidungen treffen, die er nicht treffen will. Zuerst einmal muss geklärt werden, warum er in den Prüfungen schlecht abschneidet. Leidet er unter Prüfungsangst, die bearbeitet werden muss? Oder fällt ihm das Studieren insgesamt schwer? Dann sollte er über berufliche Alternativen nachdenken. Im letzten Fall müsste Ferdinands innere Überzeugung, ohne Studium ein Versager zu sein, thematisiert werden.

4 Behandlung

4.1 Psychoedukation

PsychotherapeutInnen müssen über das Wissen verfügen, wie psychische Vorgänge den Körper nachhaltig beeinflussen können bis hin zur Entstehung körperlicher Erkrankungen. Sie sollten ein Verständnis dafür entwickeln, dass nicht nur Krankheiten, die bisher dem psychosomatischen Bereich zugeordnet werden – also Krankheiten ohne bzw. mit nicht ausreichendem Organbefund – psychisch mit verursacht sind, sondern gleichermaßen körperliche Krankheiten mit nachweisbaren organischen Schäden wie an Herz- und Kreislauf, Gelenkerkrankungen oder chronischen Entzündungen einzelner Organe. Das Informieren von PatientInnen über den psychophysiologischen Prozess der Krankheitsentstehung ist die Grundlage dafür, dass diese überhaupt verstehen können, warum eine Psychotherapie bei körperlichen Krankheiten helfen könnte. Schließlich ist es nicht möglich bewusst wahrzunehmen, wie beispielsweise Stresshormone das Immunsystem schwächen und Entzündungsprozesse fördern. Wir erleben lediglich die Folgen, wenn wir krank werden. Das Verständnis der PatientInnen für den psychophysiologischen Prozess ist daher von zentraler Bedeutung, will man bei ihnen die Bereitschaft zur Aufnahme einer Psychotherapie wecken.

BEISPIEL

Bei einer augenärztlichen Untersuchung wird bei dem 50-jährigen Mathias grüner Star festgestellt. Hierbei handelt es sich um eine chronisch fortschreitende Sehnerverkrankung, die schlimmstenfalls zur Erblindung führen kann. Mathias erhält Medikamente und zusätzlich noch die Empfehlung der Augenärztin, sich psychologische Hilfe zu holen. Er soll lernen, sich besser zu entspannen.

Verständlicherweise ist Mathias nach der Diagnose voller Angst. Darüber hinaus ist er über die Ärztin sehr verärgert. Er hat eine nachgewiesen schlimme Augenerkrankung und fühlt sich mit Entspannungsempfehlungen abgespeist. Er begreift nicht, wozu das gut sein soll. Eine psychologische Beratung nimmt er trotzdem in Anspruch, weil er – wie er es selbst ausdrückt – in dieser schlimmen Situation nach jedem Strohhalm greift.

Um zu verstehen, warum ihm eine Psychotherapie helfen könnte, muss Mathias der Zusammenhang zwischen seiner Augenkrankheit und möglichen psychischen Belastungen erklärt werden. Beim grünen Star wird davon ausgegangen, dass psychische Probleme, insbesondere Stress, mit den damit einhergehenden erhöhten Cortisolwerten den Augeninnendruck erhöhen, der wiederum als Risikofaktor für die Erkrankung gilt. Darum sollte Stress reduziert werden, um auf diesem Weg den Krankheitsprozess nicht noch weiter zu befördern (Strempel, 2018).
Erst nachdem Mathias diesen Zusammenhang verstanden hat, ist er bereit, darüber nachzudenken, was ihn in seinem Leben belastet. Er informiert sich auch über verschiedene Entspannungsverfahren. Mathias hat gelernt, dass ihm Stressabbau bei der Bewältigung seiner Krankheit helfen kann.

Spricht man mit PatientInnen über die möglichen psychischen Ursachen ihrer Erkrankung, muss aber unbedingt der Eindruck vermieden werden, sie seien selbst schuld daran, krank geworden zu sein. Das Erzeugen negativer Gedanken und Gefühle in Form von Schuldgefühlen und Selbstvorwürfen sollte unter allen Umständen vermieden werden, denn gerade sie sind es, die über das Nerven- und Hormonsystem den Krankheitsprozess immer wieder aufs Neue befeuern. Es ist vielmehr wichtig, Hoffnung zu vermitteln. Der Schwerpunkt des psychotherapeutischen Gesprächs muss deshalb auf der Wiedererlangung von Gesundheit liegen. Wie auch immer sich die Dinge bisher entwickelt haben, für die Zukunft gibt es vielleicht Möglichkeiten, bereits bestehende Krankheiten zu mildern oder sogar zu besiegen. Eine Psychotherapie, in der die psychischen Probleme und Konflikte bearbeitet werden, könnte dabei helfen.

Hoffnung kann auch über das Lesen von Krankengeschichten erzeugt werden, z. B. die Lektüre des Buches „Mehr Jahresringe als erwartet – Überlebensgeschichten nach schwerer Krebserkrankung“ von Reuter und KollegInnen (2020). Hierfür wurden PatientInnen interviewt, die davon überzeugt sind, ihre schwere Krebserkrankung nicht nur mit medizinischer Hilfe, sondern zugleich mit Veränderungen im psychosozialen Bereich überstanden zu haben. Eine weitere Empfehlung von mir ist das bereits im Einleitungsteil erwähnte Buch „Prognose Hoffnung“ des Arztes Bernie Siegel (2018). Auch darin werden Menschen mit teilweise schweren körperlichen Krankheiten beschrieben, deren Heilung oder Milderung des Krankheitsprozesses im Zusammenhang mit Veränderungen im psychischen Bereich einhergingen.

Um die psychophysiologischen Prozesse von Erkrankungen zu erkennen, erstelle ich zusammen mit den PatientInnen ein Arbeitsblatt (Tab. 1). Erfasst werden die körperlichen und psychischen Merkmale der Erkrankung, der psychophysiologische Prozess und die Möglichkeiten der psychotherapeutischen Behandlung.

Tab. 1: Arbeitsblatt zur Erfassung psychophysiologischer Krankheitsvorgänge

Krankheit	Körper	Psyche	Psychophysiologie	Behandlung
z.B. Gelenkerkrankung	Fortschreitende Entzündung	Anhaltende Konflikte/	Konflikte/ Stresshormone/ Entzündungsanstieg	Konfliktbearbeitung
z.B. chronische Rückenschmerzen	Muskelversteifung/ Wirbelsäulenverschleiß	Abwehr von Gefühlen/ Emotionale Verhärtung	Gefühlsabwehr/ Chronische Muskelanspannung	Bessere Gefühlswahrnehmung lernen

4.2 Den inneren Arzt zum Einsatz bringen

Die Kenntnis darüber, dass Gedanken, Gefühle und die Art der Lebensführung Einfluss auf die Gesundheit haben, zeigt den Weg auf, wie der innere Arzt aktiviert werden kann. Mit diesem Begriff ist der gesundheitsfördernde Einfluss der Psyche auf den Körper gemeint. Der innere Arzt kommt zum Einsatz, wenn gute Gedanken und Gefühle, befriedigende zwischenmenschliche Beziehungen und das Gefühl, mit sich selbst im Reinen zu sein, das Leben bestimmen. Auf diesem Weg wird der Organismus nachhaltig positiv beeinflusst. Der Körper erhält über das Gehirn gewissermaßen den Auftrag, sich gut zu fühlen. Dieser wird über die Nervenbahnen ausgeführt und dabei werden vermehrt Hormone wie Endorphine, Dopamin und Oxytocin produziert, die für gute Gefühle zuständig sind: Oxytocin, das „Kuschelhormon", reduziert die Entzündungsneigung und hemmt den für Ängste zuständigen Hirnbereich und damit die Auslösung von Stresshormonen. Die Glückshormone Dopamin und Endorphin wirken der Stresshormonproduktion entgegen. Endorphine vermögen als körpereigene Morphine Schmerzen zu lindern oder auszuschalten. Insgesamt können auf diesem Weg Entzündungsprozesse gestoppt, Immunfunktionen positiv beeinflusst, Muskelverspannungen gelöst und körperliche Beschwerden eingedämmt werden.

Es liegen Studien vor, die den Einfluss von psychischem Wohlbefinden auf den Körper nahelegen. So konnte gezeigt werden, dass bei Menschen, die die Fähigkeit besitzen, sich selbst gut und fürsorglich zu behandeln, weniger Entzündungsprozesse im Körper vorhanden sind als bei Personen, die weniger liebevoll mit sich umgehen (Breines et al., 2014). Nach Grippeimpfungen bilden positiv gestimmte Menschen mehr Antikörper als ihre pessimistisch fühlenden Mitmenschen (Rosenkranz et al., 2003). Und herzkranke Männer, die in einem warmherzigen, unterstützenden Umfeld leben, haben offenbar große Chancen, keinen weiteren Herzinfarkt zu erleiden (Rosengren et al., 2004).

Als seltene Gelegenheit konnte bereits in den 1950er Jahren ein unmittelbarer Zusammenhang zwischen gesundheitsfördernden Körperprozessen und psychischem Empfinden beobachtet werden. Der Arzt George Engel beschrieb einen Säugling mit einer angeborenen Fehlbildung, bei der die Speiseröhre nicht durchgängig mit dem Magen verbunden war. Dem Kind wurde deshalb von außen ein Verbindungsschlauch zum Magen gelegt. Auf diesem Weg konnte die Magensaftproduktion, die eine wichtige Schutzfunktion für den Magen hat und eine bedeutende Rolle für die Verdauung spielt, direkt beobachtet werden. Wenn ein Arzt, zu dem das Kind eine enge Beziehung aufgebaut hatte, sich ihm liebevoll zuwandte, sprudelten die Magensäfte. Doch wenn ein weniger vertrauter Arzt sich um den Säugling kümmerte, blieb die Magenschleimhaut trocken (Engel et al., 1952).

Aber wie wird der Mensch befähigt, körperliche Heilungsprozesse in Gang zu setzen, wenn eine Krankheit sich anbahnt oder sie bereits ausgebrochen ist? Wie gelingt es, ein Leben zu führen, in dem Zufriedenheit und Glück im Mittelpunkt stehen?

Die stärkste Kraftquelle, die den inneren Arzt steuert, ist das sogenannte „Selbst". Damit ist die Ansammlung von Überzeugungen und Gefühlen gemeint, die die Identität eines Menschen bestimmen (Bauer, 2020). Das sind so wichtige Einschätzungen wie: Wer bin ich? Ist mein Leben sinnstiftend? Lebe ich so, wie ich es möchte? Habe ich liebevolle Beziehungen? Was ist für mich wirklich wichtig im Leben?

Das Selbst kann einem umrissenen Hirnareal zugeordnet werden. In bildgebenden Verfahren zeigte sich, dass dieser Bereich stets aktiv wird, wenn ein Mensch sich Gedanken über sich selbst macht (Kelley et al., 2002). Es handelt sich hierbei keineswegs um eine rein psychologische Beschreibung: Je häufiger und intensiver man in sich hineinhorcht und je besser man für sich selbst klärt, wer man ist bzw. wer man sein will, desto mehr wird das Selbst, die authentische Selbstwahrnehmung, gestärkt. Gelingt es einem Menschen, mit sich und dem von ihm geführten Leben im Einklang zu stehen, dann werden auf diesem Weg gesundheitserhaltende Prozesse angestoßen. So ist zu vermuten, dass die immer wieder berichteten Spontanremissionen vom Selbst gesteuert werden (Bauer, 2020).

Bauer weist darauf hin, dass die dem Selbst zugeordneten Hirnareale eng mit dem Angst- und Stressbereich verknüpft sind. Ein gestärktes Selbst ist in der Lage, dieses Angst- und Stresssystem zu beruhigen, das Immunsystem zu stärken und den Körper insgesamt in einen gesundheitsfördernden Zustand zu versetzen. Vor diesem Hintergrund ist es wichtig, das Selbst zu aktivieren, wenn sich erste Krankheitsanzeichen zeigen oder eine Krankheit bereits ausgebrochen ist. Zentrale Fragen können hierbei sein: „Welche inneren Haltungen und Gefühle habe ich mir von außen aufdrücken lassen?" „Welche Menschen tun mir gut und welche schaden mir?" „Wie kann ich mich schützen vor Überforderungen und Zumutungen?" „Welche Aufgaben will ich nicht weiter übernehmen?" „Was habe ich bisher vernachlässigt?" Es geht darum, zu einem sinnstiftenden Leben zurückzufinden.

BEISPIEL

Die 60-jährige Rita leidet seit längerem unter starken Rückenschmerzen, die der Arzt auf eine Arthrose zurückführt. Rita wird mitgeteilt, dass es sich bei Arthrose um einen Organschaden handelt, der nicht heilbar ist. Man könne lediglich mit Medikamenten die Schmerzen lindern. Das verordnete Schmerzmittel hilft zwar; aber der Gedanke, dieses ständig einnehmen zu müssen, ist für Rita keine befriedigende Lösung. Sie informiert sich über ihr Krankheitsbild und erfährt, dass Arthrosen bei Menschen ihres Alters oft diagnostiziert werden, wobei damit nicht automatisch Schmerzen verbunden sind. Es muss also noch andere Gründe geben, die die Schmerzen mit verursachen. Rita beginnt über ihr Leben nachzudenken. Zu ihrer erwachsenen Tochter besteht kaum noch Kontakt. Das schmerzt. Sie lebt allein und fühlt sich oft einsam. Ihr Beruf als

Buchhalterin ist langweilig. Je mehr sie über sich nachdenkt, desto intensiver spürt sie, dass sie massiv unzufrieden mit ihrem jetzigen Leben ist. Rita weiß noch nicht genau, was sie tun soll. Aber dass sie etwas ändern muss, das wird ihr bewusst. Durch diese Erkenntnis fühlt sie sich bereits gestärkt. Es kommt ihr wie ein Wunder vor, als plötzlich die Rückenschmerzen verschwunden sind.

Der Arzt Bernie Siegel berichtet in seinem Buch „Prognose Hoffnung" (2018) von lebensgefährlich Erkrankten, überwiegend KrebspatientInnen, die entgegen medizinischen Prognosen überlebt haben. Für ihn sind es die psychischen Kräfte, die der Kranke mobilisiert, um sich selbst zu heilen. Siegel spricht von sogenannten „Überlebenspersönlichkeiten". Damit sind Menschen gemeint, die sich nicht ausschließlich der medizinischen Behandlung überlassen, sondern auch im Fall einer schweren Erkrankung das Zepter nicht aus der Hand geben. Sie bejahen das Leben, versuchen Ängste zu überwinden und Lebenskonflikte zu lösen. Diese von Siegel geschilderte Selbstreflexion, die den Heilungsprozess positiv beeinflussen kann, ist auch als eine Stärkung des Selbst zu begreifen.

Vor dem Hintergrund dieser Erkenntnis hält er es für notwendig und sinnvoll, dass Gesundungsprozesse, die von den Patienten selbst in die Weg geleitet werden, systematisch untersucht werden. Denn wenn man sich stets mit der Rede von den sogenannten spontanen Remissionen, also medizinisch nicht erklärbaren Heilungen, begnügt, bleiben mögliche Ursachen im Dunkeln. Siegel spricht sich deshalb dafür aus, dass die Medizin die persönlichen Veränderungen, die Menschen im Zuge einer Erkrankung durchleben, genauer untersucht. Auf diesem Weg könnten konkretere Erkenntnisse darüber gewonnen werden, inwiefern die Persönlichkeit des Patienten, seine Wünsche, seine zu bearbeitenden Konflikte sowie sein Überlebenswille für die Wiederherstellung der Gesundheit von Bedeutung sind.

Auch aus dem folgenden Beispiel wären dann möglicherweise exaktere Schlüsse zu ziehen: Die Rehabilitationswissenschaftlerin Ruth Hampe berichtet von dem Arzt und Radiologen Nakagava, der über seine eigene Krankengeschichte auf einem internationalen onkologischen Kongress in Montreal 1982 referierte. Bei ihm war einige Zeit zuvor ein inoperables und bereits fortgeschrittenes Magenkarzinom festgestellt worden, das er auch mit Röntgenbildern belegte. Nakagava hatte in der Folge aus der schweren Erkrankung die Konsequenz gezogen, sich aus seinem Beruf zurückzuziehen und sich seinen Jugendtraum zu erfüllen. Er wurde buddhistischer Mönch, worin er seine Erfüllung fand. Zum Zeitpunkt des Kongresses, auf dem er seine Krankengeschichte referierte, war er bereits klinisch geheilt (Hampe, 2013).

Zur Stärkung des inneren Selbst bieten sich die beiden folgenden, von Luise Reddemann angeregten Übungen an (Reddemann, 2006).

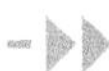

Übung: Sinnstiftende Lebensziele

Nehmen Sie eine möglichst bequeme Haltung ein. Wenn Sie mögen, können Sie die Augen schließen. Oder Sie suchen sich einen Punkt im Raum, auf den Sie sich konzentrieren. Es geht darum, so gut es Ihnen möglich ist, bei sich selbst zu sein.

Und jetzt bitte ich Sie einmal zu prüfen, was Ihnen in Ihrem Leben wirklich wichtig ist. Was erleben Sie als sinnstiftend? Worauf können Sie keinesfalls verzichten? Lassen Sie diese Frage doch bitte einmal auf sich wirken.

Gibt es vielleicht Lebensziele, Wünsche, die Sie erreichen möchten? Weil durch sie Ihr Leben erfüllt ist? Lassen Sie sich Zeit und schauen Sie, was da in Ihrem Inneren auftaucht.

Vielleicht haben Sie liebevolle Beziehungen zu Menschen, die für Sie besonders wichtig sind. Möglicherweise zu Ihrem Kind (Ihren Kindern), oder zu Ihrem Partner/Ihrer Partnerin, zu Ihren Eltern (*Geschwistern, Bruder, Schwester*) oder einem besonderen Freund (*Freunden*). Lassen Sie sich Zeit, darüber nachzudenken, ob etwas davon für Sie zutrifft.

Vielleicht gehen Sie auch einer Tätigkeit nach – das mag Ihr Beruf sein oder eine soziale oder künstlerische Arbeit –, die für Sie sinnstiftend und erfüllend ist. Prüfen Sie auch das genau. Lassen Sie sich auch hierfür Zeit.

Es kann auch sein, dass Sie sich eins fühlen mit der Natur, als ein Teil des Universums, wenn Sie wandern oder einfach in die Sonne schauen.

Möglicherweise gibt es aber auch etwas ganz anderes, was bisher nicht angesprochen wurde, was für Sie sinnstiftend ist. Prüfen Sie das auch.

Und schließlich lassen Sie all das, was jetzt in Ihnen aufgetaucht ist – eine liebevolle Beziehung, eine Ihr Leben erfüllende Tätigkeit, ein Naturerlebnis oder was immer für Sie wichtig ist – auf sich wirken. Bleiben Sie eine Weile dabei.

Und dann bitte ich Sie, sich nun mit allen Sinnen auf das, was für Sie sinnstiftend ist, zu konzentrieren. Nehmen Sie es so intensiv wie möglich wahr. Handelt es sich um einen (mehrere) wichtige(n) Menschen, dann lassen sie sein (ihre) Bild(er) vor Ihrem geistigen Auge auftauchen.

Gibt es eine bestimmte Tätigkeit, die für Sie mit Lebenssinn einhergeht, dann stellen Sie sich so intensiv wie möglich vor, wie Sie mit dieser Tätigkeit beschäftigt sind.

Sollten Sie in der Natur ganz bei sich sein, dann lassen Sie dieses Bild (diese Bilder) mit allen Sinnen vor ihrem geistigen Auge auftauchen.

Alles, was Ihnen als für Ihr Leben sinnstiftend einfällt, lassen Sie vor Ihrem geistigen Auge auftauchen. Genießen Sie diese angenehmen Vorstellungen. Und nun achten Sie bitte auf Ihre Gefühle. Was spüren Sie jetzt? Nachdem Sie mit dem, was Ihr Leben erfüllt, in Kontakt sind? Vielleicht Leichtigkeit, Zuversicht und Glück?
Und wie geht es Ihrem Körper, wenn Sie sich mit dem beschäftigen, was Ihrem Leben Sinn gibt. Reagiert Ihr Körper vielleicht mit angenehmer Wärme? Fühlt sich die Muskulatur entspannt an? Spüren Sie wie Ihre Brust sich weitet? Ist da ein angenehmes Pulsieren? Vielleicht spürt Ihr Körper aber auch etwas ganz anderes, was sein Wohlgefühl ausdrückt. Bleiben Sie einen Augenblick dabei.
Konzentrieren Sie sich abschließend auf Ihre angenehmen Körperwahrnehmungen. Und genießen Sie sie. Machen Sie sich die herausragende Bedeutung Ihrer sinnstiftenden Lebensvorstellungen für Ihr körperliches Wohlbefinden bewusst.

Übung: Selbstzuwendung

Nehmen Sie eine möglichst bequeme Haltung ein. Es geht darum, dass Sie gut nach Innen schauen und über sich selbst nachdenken können.
Nun bitte ich Sie, doch einmal zu überlegen, was Sie sich von anderen Menschen wünschen. Lassen Sie sich ruhig Zeit, um das herauszufinden.
Möglicherweise wünschen Sie sich mehr Zuwendung, mehr Freundlichkeit, mehr Liebe, mehr Unterstützung. Vielleicht wünschen Sie sich aber auch etwas ganz anderes. Was immer bei Ihnen jetzt auftaucht, nehmen Sie es achtsam wahr.
Und dann bitte ich Sie, doch einmal zu prüfen, was von dem, das Sie sich von anderen Menschen wünschen, Sie sich selbst geben. Wie gehen Sie mit sich selbst um? Wenn Sie sich beispielsweise ein liebevolleres Verhalten von anderen wünschen, dann fragen Sie sich doch einmal, ob Sie selbst liebevoll mit sich umgehen. Wenn Sie sich mehr Freundlichkeit wünschen, dann prüfen Sie, wie es um Ihre Freundlichkeit sich selbst gegenüber bestellt ist. Versuchen Sie das, was Sie gern von anderen Menschen bekommen würden, mit Ihrem Verhalten sich selbst gegenüber zu vergleichen.
Zu welchem Schluss kommen Sie dabei? Geben Sie sich selbst genug von dem, was Sie sich wünschen? Lassen Sie sich Zeit, um das zu prüfen.
Wenn Sie zu dem Schluss kommen sollten, sich selbst eher zu wenig zu geben, dann konzentrieren Sie sich bitte auf das, von dem Sie glauben, dass es Ihnen fehlt. Was möchten Sie sich selbst mehr geben? (*Möglichkeiten nennen: liebevoller, achtsamer, weniger auf Beifall von außen bedacht sein, etc.*)

Und nun stellen Sie sich vor, mit diesen Ihren neuen Fähigkeiten, Ihrer Selbstveränderung, auf Ihr Leben, auf Ihre Probleme zu schauen. (*Möglicherweise benennen: Selbstüberforderung, Bedürfnisse der anderen in den Vordergrund stellen, etc.*) Wie fühlt sich das an, wenn Sie vielleicht liebevoller, achtsamer, mehr auf sich selbst und Ihre Bedürfnisse achtend oder was immer Ihnen wichtig erscheint, mit sich umgehen? Lassen Sie dieses Gefühl auf sich wirken.
Achten Sie dabei auch auf Ihren Körper. Was nehmen Sie wahr, wenn Sie in Ihrer Vorstellung liebevoller, einfühlsamer, unterstützender – oder was immer Ihnen noch als hilfreich einfällt – mit sich selbst umgehen? Sollten angenehme Körperwahrnehmungen auftreten, vielleicht wohltuende Wärme, eine entspannte Muskulatur, ruhiges Atmen oder vielleicht auch etwas ganz anderes, was Sie als gute Körperwahrnehmung empfinden, dann konzentrieren Sie sich darauf. Genießen Sie noch eine Weile dieses angenehme Körpergefühl.

4.3 Was Vorstellungen und positive Erwartungen bewirken

Bereits in den 1980er Jahren konnte gezeigt werden, dass allein der Glaube an die Wirksamkeit eines Medikaments ausreicht, um einen Heilungsprozess in Gang zu setzen. Einem 11-jährigen Mädchen, das unter einer Autoimmunerkrankung litt, wurde zusammen mit dem die Krankheit bekämpfenden Medikament Lebertran und Rosenduft verabreicht – zwei völlig wirkungslose Mittel. Nach drei Monaten konnte die Gabe des Medikaments drastisch reduziert werden. Der Körper reagierte nun bereits auf die Einnahme von Lebertran und Rosenduft. Allein die Überzeugung, ein wirksames Mittel gegen die Krankheit zu erhalten, führte zu immunologischen Veränderungen (Ader & Olness, 1992).

So wie Gedanken und Vorstellungen Krankheiten befördern und die Wirksamkeit von Medikamenten herabsetzen können, lassen sich umgekehrt positive körperliche Veränderungen durch die Kraft der Vorstellung hervorrufen. In einer Untersuchung wurden Testpersonen angehalten, die Muskelkraft des kleinen Fingers zu trainieren – bei einer Gruppe fand ein reales körperliches Training statt, bei der anderen stellten sich die Teilnehmenden das Training nur vor. Nach einer Übungszeit von zwölf Wochen hatte bei den ProbandInnen, die real körperlich trainiert hatten, die Muskelkraft um 53% zugenommen. Aber auch bei denjenigen, die sich das Training nur vorgestellt hatten, ohne auch nur einen Finger zu bewegen, erhöhte sich die Muskelkraft um 35% (Ranganathan et al., 2004). Selbst Scheinoperationen können eine Verbesserung der Beschwerden bewirken. Studien zeigen, dass ArthrosepatientInnen, denen eine Knieoperation nur vorgespielt wurde, gesundheitlich genauso stark profitierten wie die Vergleichsgruppe, bei der die Operation tatsächlich durchgeführt wurde (Moseley et al., 2002). Eine Studie mit AsthmapatientInnen wies eine Reduzierung der Verkrampfung der Atemwege nach, wenn die ProbandInnen sich eine Verbesserung ihrer Symptomatik intensiv vorstellten (Freeman & Welton, 2005). Eine positive Wirkung tritt selbst dann ein, wenn die Menschen darüber aufgeklärt werden, dass sie eine wirkungslose Substanz erhalten. In einer Studie, die an ReizdarmpatientInnen durchgeführt wurde, bekam eine Gruppe ein Scheinmedikament verabreicht, worüber sie auch informiert wurde. Gleichzeitig erhielten die ProbandInnen die Aufklärung, dass auf diesem Weg Selbstheilungskräfte angeregt werden. Mehr als die Hälfte der TeilnehmerInnen verspürte nach einigen Wochen eine deutliche Linderung der Symptomatik (Kaptchuk et al., 2010). Wie lässt sich erklären, dass der Glaube, wieder gesund zu werden, den Körper heilen kann? Von Bedeutung ist, dass unser Gehirn nur schlecht unterscheiden kann, ob wir uns etwas nur intensiv vorstellen oder ob wir es wirklich erleben. Wie ich bereits beschrieben habe, vergrößern sich bei Menschen, die nur in Gedanken Klavier spielen, auch die Bereiche im Gehirn, die für die klavierspielenden Finger zuständig sind – obwohl ihre Finger nicht über die Tasten des Klaviers gleiten. Wohlbefinden stellt sich ein, egal, ob wir Sonne und Meeresrauschen wirklich erleben oder ob wir uns beides lediglich intensiv vorstellen – wenn auch bei letzterem die Wirkung etwas schwächer ausfällt. Stets wird über das Nerven- und Immunsystem der Körper in einen Entspannungszustand versetzt, von dem aus die Selbstheilungskräfte aktiviert werden können.

Diese Tatsache macht man sich bereits bei unterschiedlichen Erkrankungen zu Nutze. Bei Menschen, die unter dem Sudeck-Syndrom, einer schmerzhaften Bewegungseinschränkung einzelner Gliedmaßen, oft der Hand, leiden, wird dem Gehirn das kranke Körperteil, zum Beispiel die Hand, als gesund suggeriert. Die Suggestion wird mit einem speziell ausgerichteten Spiegel hervorgerufen. Allein durch die Vorstellung, die Hand sei gesund, verbessern sich oft nicht nur die Beschwerden. Untersuchungen zeigen, dass sich gleichermaßen die Hirnzellen wieder normalisieren können (Barad et al., 2014).

Auch Gelenkentzündungen lassen sich mit Hilfe von Vorstellungsübungen lindern. Wenn Menschen mit entsprechenden Beschwerden sich etwa vorstellen, wie ein kühlender Wasserstrahl die Entzündung beseitigt, können Gesundungsprozesse angestoßen werden. Studien zeigen, dass solche positiven Imaginationen den Grad der Entzündung senken können (Jungnitsch, 2003).

Bei SchmerzpatientInnen kann der Glaube, wieder gesund zu werden, dazu führen, dass sie ihre Beschwerden als weniger schlimm erleben. Hierbei handelt es sich keineswegs um Einbildung. Bereits in den 1970er Jahren konnte festgestellt werden, dass der Körper von Menschen, die der Überzeugung sind, wieder gesund zu werden, Schmerzmittel produziert, die die Schmerzwahrnehmung senken. Das Gehirn erzeugt dabei offenbar sein natürliches Heilmittel (Levine et al., 1978).

Nach einem Schlaganfall können Menschen ihre Bewegungsfähigkeit steigern, auch wenn sie sich nur vorstellen, ihre Gliedmaßen in Gang zu setzen. Dies zeigt eine Studie an Schlaganfallpatienten (Page et al., 2007). Die Betroffenen waren nach einigen Wochen tatsächlich in der Lage, sich im Vergleich mit einer Kontrollgruppe, die ohne diese positiven Vorstellungen nur mit Physiotherapie behandelt wurde, wieder besser zu bewegen. Da zwischen Muskeln und Gehirn Verbindungen bestehen, kann die Vorstellung, sich zu bewegen, die mit den Muskeln assoziierten Hirnregionen aktivieren und auf diesem Weg zur Heilung beitragen. Darüber hinaus gibt es sogar Hinweise, dass bereits die Beobachtung muskulärer Aktivitäten gesundheitsfördernde Auswirkungen haben kann: Eine Studie zur Rehabilitation von SchlaganfallpatientInnen deutet darauf hin, dass allein das Betrachten von alltäglichen Bewegungen gesunder Menschen zu Fortschritten führt, die sich auch in MRT-Aufnahmen des Gehirns zeigen (Ertelt et al., 2007).

Für die Praxis bedeutet das: Es ist vielversprechend, sich weniger mit der Krankheit und dafür mehr mit den Möglichkeiten, wieder gesund zu werden, zu beschäftigen. Heilsam kann bereits der feste Glaube daran sein, Krankheiten besiegen zu können.

Die Vorstellungsbilder, wie Gesundheit wieder erreicht werden kann, sollten der jeweiligen Krankheit angepasst und individuell gestaltet werden. Stets gibt es eine Vielzahl von Möglichkeiten: So kann man sich etwa bei einer Infektion der Lunge vorstellen, dass schwarze Punkte, die die Erreger darstellen, von einem Staubsauger weggesaugt werden. Es ist auch möglich zu visualisieren, dass der Körper mitsamt der Lunge immer weiter gestärkt wird, so dass er die schädlichen Erreger abschütteln kann. Krebskranke können sich bösartige Zellen als Blasen vorstellen, die platzen und als Abfallstoffe aus dem Körper ausgeschieden werden. Eine regelmäßige Medikamenteneinnahme kann mit der Imagination von kleinen Geschossen zu verknüpft werden, die die befallenen Zellen beseitigen.

BEISPIEL

Der 28-jährige Kai leidet unter einem schwer zu behandelnden Heuschnupfen. Selbst die tägliche Einnahme von Antihistaminika lindert seine Symptome, Niesattacken, brennende Augen und Atemnot, nur mäßig. Nachdem Kai gelernt hat, dass Heuschnupfen eine Erkrankung ist, bei der das Immunsystem sich selbst bekämpft, macht er sich Gedanken darüber, wie er sein Immunsystem vom Kampfmodus befreien kann. Er stellt sich im Inneren seines Körpers eine bewaffnete Truppe vor, die wild um sich schießt und im Körper den bekannten Schaden anrichtet. Dann schweben in seiner Phantasie Friedensengel herab, die die Waffen in Blumengirlanden verzaubern. Aus den Kampftruppen werden fröhlich tanzende Blumenkinder, die dem Körper signalisieren, dass er sich nicht weiter bekämpfen muss, sondern mit sich selbst Frieden schließen kann. Nachdem Kai diese Vorstellung über mehrere Wochen regelmäßig praktiziert hat, lassen die Krankheitssymptome nach. Seine Beschwerden treten weitaus seltener und schwächer als zuvor auf.

Diese Übung habe ich in abgewandelter Form von Besser-Siegmund (1994) übernommen.

Übung zur Schmerzreduktion

Nehmen Sie eine möglichst bequeme Haltung ein und stellen Sie sich darauf ein, sich zu entspannen. Wenn Sie mögen, können Sie die Entspannung verstärken, indem Sie einige Male langsam tief ein- und ausatmen.

Nun prüfen Sie doch einmal, welcher Körperbereich sich für Sie besonders gut und gesund anfühlt. Ganz egal, um welchen Körbereich es sich handelt – das mag der Bauch, das Gesicht, der Hals oder ein beliebiger anderer Teil des Körpers sein. Konzentrieren Sie sich darauf, was alles in Ihrem Körper gut funktioniert.

Wenn Sie Ihren gesunden Körperbereich gefunden haben, dann bitte ich Sie, sich in ihn hineinzufühlen. Versuchen Sie festzustellen, woran Sie merken, dass dieser Körperbereich sich gesund anfühlt?

Nehmen Sie vielleicht das gesunde Körpergefühl wahr, weil dieser Bereich sich angenehm warm anfühlt? Oder spüren Sie eher eine erfrischende Kühle, die Sie mit Gesundheit verbinden?

Gibt es bestimmte Empfindungen in diesem Bereich, zum Beispiel ein leichtes Kribbeln oder sanftes Pulsieren?

Geht das gesunde Gefühl von der Haut aus oder nehmen Sie es eher im Inneren des Körpers wahr?

Und dann überlegen Sie doch einmal, ob es eine Farbe gibt, die Sie mit Gesundheit verbinden? Wenn das so sein sollte, dann verknüpfen Sie Ihre Gesundheitsfarbe mit dem guten Körperbereich.
Vielleicht bringen Sie auch bestimmte Töne oder Geräusche mit Gesundheit in Verbindung. Möglicherweise eine Melodie oder ein Geräusch aus der Natur, Vogelgezwitscher oder Wellenrauschen. Wenn das so sein sollte, dann bringen Sie Ihr Lieblingsgeräusch oder Ihre Lieblingsmelodie mit dem gesunden Körperbereich zusammen.
Und nun konzentrieren Sie sich bitte auf Ihren schmerzenden Körperbereich. (*Den jeweiligen Körperbereich nennen, Rücken, Bauch Gelenke etc.*)
Stellen Sie sich vor, wie Sie Ihre angenehme Gesundheitsvorstellung auf Ihren Problembereich übertragen.
Lassen Sie Ihren Problemkörperbereich in Ihrer Vorstellung wärmer oder kühler werden, ganz wie es Ihrem Gesundheitsempfinden entspricht.
Spüren Sie nach, wie Ihre gesunde Wahrnehmung, das heilsame Kribbeln oder Pulsieren, in den Problemkörperbereich hineinfließt.
Stellen Sie sich intensiv Ihren Gesundungsprozess vor: Wie er sich ausbreitet, vom Inneren Ihres Körpers oder von außen, von der Haut aus.
Wenn Sie eine bestimmte Farbe oder ein bestimmtes Geräusch, eine Melodie, einen bestimmten Ton mit Gesundheit in Verbindung bringen, dann nehmen Sie diese Farbe, dieses Geräusch, diesen Ton mit in Ihre Gesundheitsvorstellung hinein. Nehmen Sie sich auch hierfür Zeit.
Abschließend nehmen Sie noch einmal möglichst mit allen Sinnen alle Einzelheiten Ihrer Gesundheitsvorstellung wahr. Genießen Sie die gute Vorstellung, wie Sie wieder gesund werden. Bleiben Sie eine Weile dabei und genießen Sie die angenehme Wahrnehmung Ihres gesunden Körpers.

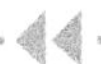

Die folgende Übung habe ich in abgewandelter Form von Jungnitsch (2003) übernommen. Ich setze sie gern ein, um die Kraft der Vorstellung zur Bearbeitung bereits bestehender Krankheiten zu nutzen.

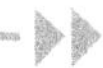

Übung zur Visualisierung von Krankheitsbewältigung

Machen Sie es sich so bequem wie möglich und richten Sie bitte Ihre Aufmerksamkeit auf Ihren Körper. Machen Sie sich bewusst, was alles in Ihrem Körper gut funktioniert (*Beispiele nennen von Körperbereichen, die gesund sind: Ihre Füße tragen Sie, Ihre Haut fühlt sich gut an, etc.*)

Und nun konzentrieren Sie sich bitte auf Ihre Erkrankung. Wie Sie wissen, können allein Vorstellungen körperliche Prozesse steuern. Darum kann es sinnvoll sein, wenn Sie sich ein Bild von Ihrer Erkrankung machen und Vorstellungen entwickeln, wie der Krankheitsverlauf gestoppt werden könnte. Versuchen Sie doch mal ein Bild von Ihrer Krankheit zu entwerfen. Das Bild muss keineswegs die anatomischen Gegebenheiten wiedergeben. Es geht einzig und allein darum, dass Sie ein für Sie passendes, individuelles Bild von Ihrer Krankheit entwerfen (*gegebenenfalls Krankheitsbezogene Beispiele nennen: Krebszellen als schwarze Punkte, Entzündungen als rote Stacheltiere etc.*). Lassen Sie sich Zeit, bis Sie Ihr ganz individuelles Krankheitsbild gefunden haben.
Wenn Sie Ihr Krankheitsbild gefunden haben, dann stellen Sie sich bitte vor, wie Ihr Körper die Krankheit besiegen könnte. (*gegebenenfalls Beispiele nennen: Krebszellen werden von einem Gebläse aufgesaugt oder entzündete, rote Stacheltiere mit einem Wasserschlauch gelöscht, etc.*) Lassen Sie sich Zeit, um Ihre ganz spezielle Vorstellung zu entwickeln, wie der Krankheitsprozess gestoppt werden könnte.
Wenn Sie eine Vorstellung entwickelt haben, wie Ihre Krankheit gestoppt werden könnte, dann nehmen Sie diese Vorstellung möglichst intensiv wahr. Malen Sie sich Ihren Gesundungsprozess plastisch aus. Versuchen Sie, Ihr Vorstellungsbild wie ein Foto oder ein Gemälde auszustatten. Lassen Sie sich wieder Zeit, um sich so intensiv wie möglich die Vorstellung einzuprägen, wie Ihr Körper wieder gesund wird.
Und nun stellen Sie sich bitte vor, wie Ihr Gesundungsprozess immer weiter fortschreitet. Bis nichts mehr von der Krankheit übrig bleibt.
Abschließend bitte ich Sie, Ihr Gesundheitsbild so intensiv wie möglich in sich aufzunehmen. Genießen Sie diese Vorstellung, wieder gesund zu sein. Bleiben Sie noch eine Weile mit Ihrer angenehmen Gesundheitsvorstellung verbunden.

Die nächste Übung, ebenfalls in abgewandelter Form von Jungnitsch (2003) übernommen, dient zur Vorstellung einer Zukunft, in der die Krankheit nicht mehr im Vordergrund steht.

Übung zur Visualisierung von Gesundheit

Nehmen Sie eine bequeme Haltung ein und stellen Sie sich darauf ein, sich zu entspannen. Wenn Sie mögen, können Sie die Augen schließen. Es kommt darauf an, dass Sie gut bei sich sein können, dass Sie sich auf sich selbst besinnen können.

Ich schlage Ihnen jetzt eine Reise durch den Körper vor. Nehmen Sie Ihren Atem wahr, beobachten Sie das Ein und Aus Ihres Atems. Beobachten Sie, wie sich Ihr Brustkorb hebt und senkt. Ihr Atem geht ganz von allein, Sie müssen nichts dafür tun. Nehmen Sie wahr, wie sich durch langsames bewusstes Atmen immer mehr Ruhe im Körper ausbreitet.

Dann konzentrieren Sie sich bitte auf Ihren Kopf und auf Ihr Gesicht. Spüren Sie nach, wie die Temperatur in diesem Bereich ist, wie sich die Muskelanspannung dort anfühlt. Sollten Ihre Augen geschlossen sein, dann lassen Sie die Augenlider möglichst locker aufeinander liegen. Auch die Lippen sind ruhig, locker und entspannt. Vielleicht fühlen Sie ein angenehmes Pulsieren im Kopf oder im Bereich der Wangen. Nehmen Sie es achtsam wahr.

Dann gehen Sie bitte weiter zum Rücken bis hinab zum Gesäß, zur Brust und zum Bauch. Nehmen Sie wahr, wie sich dieser Körperbereich anfühlt. Wie ist die Temperatur dort? Spüren Sie ein Pulsieren oder eine Anspannung? Wie ist der Kontakt des Rückens, des Gesäßes zur Unterlage? Wie fühlt sich Ihr Brustkorb an? Wenn Sie versuchen, den Brustkorb ein wenig zu dehnen, geht das möglicherweise mit einem angenehmen Gefühl der Entspannung einher.

Nehmen Sie nun Ihre Arme und Ihre Hände wahr. Wie ist der Kontakt der Hände, der Arme zur Unterlage? Spüren Sie Ihre Hände, die Handinnenflächen und die Handrücken. Nehmen Sie einen Unterschied zwischen der rechten und der linken Hand wahr? Wie fühlen sich die Oberseiten und die Unterseiten der Arme an? Ist die Temperatur überall gleich oder spüren Sie Unterschiede in den verschiedenen Zonen? Haben Sie vielleicht das angenehme Gefühl, das Pulsieren des Blutes in den Armen, den Händen zu spüren?

Und nun konzentrieren Sie sich bitte auf Ihre Beine und Füße. Wie fühlen sich die Zehen, die Schienbeine, die Knie an? Nehmen Sie die Temperatur wahr. Vielleicht ist sie unterschiedlich in den einzelnen Körperbereichen. Nehmen Sie die Muskelanspannung wahr. Vielleicht versuchen Sie mal die Muskelanspannung etwas zu lockern, was mit einem angenehmen Körpergefühl einhergehen könnte.

Nun haben Sie sich einmal auf Ihren ganzen Körper konzentriert. Sie haben wahrgenommen, was alles gut funktioniert und was alles sich angenehm anfühlt. Spüren Sie nach, wie Sie sich jetzt fühlen. Wenn es ein angenehmes Gefühl ist, dann genießen Sie es noch eine Weile.

Und nun setzen Sie sich bitte mit Ihrem kranken Körperbereich auseinander. Und wie Sie auf Ihre Weise, in Ihrer Vorstellung mit diesem kranken Anteil fertig werden können.
Vielleicht können Sie Ihr Immunsystem stärken. Sie wissen ja, dass gute Gedanken und Gefühle dabei hilfreich sein können.
Sie können auch versuchen, Ihren Geist zu beruhigen, indem Sie sich vornehmen, ein wenig mehr Gelassenheit und Ruhe in Ihren Alltag lassen.
Auch mit Hilfe der bewussten Entspannung der Muskulatur können Sie vielleicht mit dem kranken Anteil ein wenig besser fertig werden, ihn wieder mehr ins Gleichgewicht bringen.
Und nun stellen Sie sich vor, wie Sie zu einem Leben zurückfinden, das Ihnen gefällt, das Ihren Zielen und Wünschen entspricht, das Sie genießen können. Lassen Sie die Möglichkeit eines solchen Lebens vor Ihrem inneren Auge entstehen. Stellen Sie es sich möglichst plastisch vor. Ein Leben, in dem die Erkrankung keine Bedeutung mehr hat. Vielleicht, weil Sie von ihr befreit sind. Oder sie ist noch da, aber sie bestimmt ihr Leben nicht mehr. Sie ist in dem Leben, das Sie nun nach Ihren Möglichkeiten reich gestalten, in den Hintergrund getreten. Ein Leben, in dem die Krankheit keine ernsthafte Bedeutung mehr hat.
Versuchen Sie bitte abschließend, Ihr Vorstellungsbild eines gesunden Lebens intensiv in sich aufzunehmen. Bleiben Sie eine Weile dabei und genießen Sie diese angenehme Vorstellung.

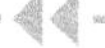

4.4 Den Sinn in der Krankheit suchen

Reagiert ein Mensch regelmäßig mit körperlichen Beschwerden wie Rückenschmerzen oder Magenbeschwerden, wenn Belastungen anstehen – das mögen Familienkonflikte oder stressreiche Arbeitssituationen sein, – dann ist der Zusammenhang zwischen der konkreten Situation und den körperlichen Leiden für die meisten Menschen erkennbar. Dies gilt insbesondere dann, wenn die Beeinträchtigungen zeitgleich mit der negativen Beanspruchung wieder verschwinden. Dann bleibt die Frage, ob die Belastungen reduziert werden können oder ob ein anderer Umgang mit ihnen sinnvoll sein kann.

Auch Menschen, die körperlich schwer erkranken, suchen oft nach Ursachen, warum es gerade sie getroffen hat. Sie vermuten, dass etwas in ihrem Leben nicht stimmt, und erhoffen sich Heilung durch eine Veränderung ihrer Lebensführung. Manchmal trifft diese Überzeugung auch bei ihren Behandlern auf Zustimmung: Der Psychoonkologe Elmar Reuter beispielsweise berichtet von einer Tagung der Österreichischen Gesellschaft für Psychoonkologie, auf der die anwesenden MedizinerInnen zu dem Fazit kamen, dass das Erkennen des Zusammenhangs eines Lebenskonflikts mit der Erkrankung sowie die Bereitschaft der PatientInnen, an diesem Konflikt zu arbeiten, als ein wichtiger Faktor zur Heilung angesehen werden kann (Reuter et. al, 2020).

Reuter hat zusammen mit einer Journalistin und einem Journalisten ein Buch mit zwölf Überlebensgeschichten nach schwerer Krebserkrankung herausgegeben (Reuter et al., 2020). Die ehemaligen PatientInnen berichten von ihrem Leben vor und nach der Erkrankung. Alle Betroffenen haben die standardmäßige medizinische Behandlung durchlaufen, aber darüber hinaus ihre Erkrankung zum Anlass genommen, über sich selbst und ihr bisheriges Leben nachzudenken. Sie sehen in ihrer Erkrankung einen Sinn, insofern als sie sie als „Wachrüttler" begreifen. Die Krankheit diente dazu, Veränderungen im Leben einzuleiten. Vieles kam dabei auf den Prüfstand und manches wurde über Bord geworfen. Zu sich selbst zu stehen und eigene Bedürfnisse besser wahrzunehmen – dies wurde vorrangig von den PatientInnen als neues Lebensziel genannt. Bei einigen führte das dazu, dass Arbeitsstellen gekündigt, Ehen aufgelöst und bisherige Verhaltensweisen aufgegeben wurden. Diese selbst initiierten Veränderungen wurden rückblickend von den Betroffenen mit ihrer Heilung von der Krankheit in Verbindung gebracht.

Nun kann zwischen psychischen Problemen und dem Ausbruch einer Krebserkrankung kein unmittelbarer Zusammenhang hergestellt werden. Spezifische Probleme oder Persönlichkeitseigenschaften können nicht als direkte Verursacher dingfest gemacht werden. Allerdings lassen sich in einem allgemeineren Sinn Verbindungen zwischen der Psyche und einer Krebserkrankung herstellen. So gehen nachweislich chronische Überforderung, mangelnde Selbstfürsorge, ungelöste Konflikte sowie negative Gedanken und Gefühle mit einer Verminderung der krebsbekämpfenden Killerzellen einher (Schubert, 2016). Das Risiko, an Krebs zu erkranken, ist dann erhöht. Umgekehrt bedeutet das, dass psychische Veränderungen, die zu mehr Wohlbefinden führen, dazu beitragen können, wieder gesund zu werden.

BEISPIEL

Der 66-jährige Karl erkrankte vor sechs Jahren an Nierenbeckenkrebs. Eine Niere musste operativ entfernt werden. Dass Karl seine Krebserkrankung mit seiner Lebensführung in Verbindung brachte, hatte auch mit seinem behandelnden Arzt zu tun. Dieser erklärte ihm, dass Krebszellen stets im Körper sind, das Immunsystem aber in der Lage ist, sie zu vernichten. Karls gesamtes Leben hatte bisher darin bestanden, alles perfekt erledigen zu wollen. Mit dem Ausbruch der Krankheit festigte sich seine Überzeugung, dass diese Einstellung für den Körper nicht gut sein kann. Seit-

dem achtet er darauf, Zeit für sich selbst, sogenannte „Wohlfühlzeit“ zu verbringen. Am Ende des Tages vergewissert er sich regelmäßig, was er Schönes für sich getan hat. Er hat festgestellt, dass schlichtes „Nichtstun“ sehr wohltuend ist.
Karl hat aber auch grundlegende Entscheidungen getroffen. Als Lehrer an einem Gymnasium für die Fächer Deutsch und Englisch fühlte er sich ständig mit Arbeit überhäuft. Die Arbeit machte ihm keinen Spaß und geriet zur Qual. Entgegen allen Ratschlägen von der Familie und Freunden ließ er sich an eine Grundschule versetzen. Das erlebte er als Befreiungsschlag, da die Arbeitsbelastung sank und er viel Freude im Kontakt mit den jüngeren Kindern hat. Karl fühlt sich heute gesund. Bis jetzt ist keine neue Erkrankung aufgetreten.

Es gibt aber auch Krankheiten, bei denen ein deutlicher Zusammenhang zwischen dem körperlichen und psychischen Zustand vorhanden zu sein scheint. Krankheiten, die das psychische Problem des Betroffenen offenbar direkt zum Ausdruck bringen und die der Psychoneuroimmunologe Broom „bedeutungsvoll“ nennt (Broom, 2015). Von bedeutungsvollen Krankheiten wird beispielsweise dann gesprochen, wenn ein sexuell missbrauchtes Kind später im Leben ein Unterleibskarzinom bekommt. Die tief in der Lebensgeschichte wurzelnde Verletzung der Geschlechtsorgane durch den erlebten Missbrauch hat offenbar dieses Organ besonders anfällig für körperliche Störungen werden lassen. Entsprechendes gilt, wenn ein Mensch, der Gefühle nicht wahrnehmen will, schmerzhafte Muskelverspannungen im Brustbereich entwickelt: Körper und Psyche verhärten sich in diesem Fall gleichermaßen. Solche Krankheiten weisen unmittelbar auf die Notwendigkeit hin, die dahinter liegenden schmerzhaften Belastungen und Konflikte wahrzunehmen und aufzuarbeiten.

Am Beispiel der Autoimmunerkrankung Lupus erythematodes hat Schubert einen Zusammenhang zwischen körperlichen und psychischen Vorgängen entdeckt. In Studien fand er heraus, dass daran erkrankte Personen Schwierigkeiten hatten, negative Gefühle wie Wut und Ärger wahrzunehmen bzw. diese nach außen zu transportieren. Schubert schlussfolgert daraus, dass negative Gefühle, die nicht ausgedrückt werden, sich als Immunreaktion über den Körper bemerkbar machen (Schubert, 2019). Unterdrückte Gefühle von Wut und Ärger können dann als Wegbereiter zum Ausbruch der Erkrankung gedeutet werden. Bei Autoimmunerkrankungen greift der Körper sich selbst an. Um wieder gesund zu werden, muss der Kranke erkennen, dass er sich nicht nur körperlich, sondern auch in seinem emotionalen Erleben, in seiner Lebensführung insgesamt, selbst bekämpft. Er soll lernen, die mit den negativen Gefühlen verbundenen Konflikte wahrzunehmen und zu lösen. In diesem Fall hat der Körper geholfen, den Sinn der Krankheit zu vermitteln.

BEISPIEL

Bei dem 38-jährigen Dittmar ist während einer ärztlichen Untersuchung eher zufällig Hashimoto-Thyreoiditis, eine chronische Entzündung der Schilddrüse, entdeckt worden. Zwar leidet Dittmar schon länger unter Schlafstörungen, Schweißausbrüchen und Nervosität. Diese eher allgemeinen Beschwerden hat er bislang aber nicht mit einer körperlichen Erkrankung in Verbindung gebracht. Nun, da ihm sein Arzt erklärt, dass er unter einer Autoimmunerkrankung leidet, bei der der Körper irrtümlich das Gewebe der Schilddrüse angreift, beginnt er, über sein Leben nachzudenken. Dittmar fällt auf, dass er Schwierigkeiten hat, sich gegen Anforderungen, die von außen an ihn herangetragen werden, zu wehren. Und er vermutet nun, sich mit diesem Verhalten selbst zu schaden. Bisher neigte er dazu, wenn sein Chef wieder mal Überstunden anordnete, seinen Ärger darüber hinunterzuschlucken und die Anforderung zu erfüllen. Er beschließt, sich öfter zur Wehr zu setzen. Dittmar ist der festen Überzeugung, dass sein neues Verhalten hilft, ein Fortschreiten der Krankheit zu verhindern.

Die nachfolgende Übung bietet sich an, um einen möglichen Zusammenhang von körperlichen und psychischen Symptomen zu prüfen.

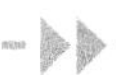

Übung zum Zusammenhang von Körper und Psyche

Setzen Sie sich so bequem wie möglich hin und versuchen Sie sich zu entspannen.

Richten Sie bitte Ihre Aufmerksamkeit auf Ihren Körper. Betrachten Sie Ihre körperlichen Probleme von außen, quasi aus der Beobachterperspektive, so wie ein Arzt sie beschreiben würde. Benennen Sie alles möglichst genau (*vielleicht auf vorhandene Probleme hinweisen: Gelenkschmerzen, Bewegungseinschränkungen, Engegefühle, Muskelversteifungen, Herzrasen etc.*). Und beschreiben Sie, welche Auswirkungen Ihre Krankheitssymptome auf Ihr Leben haben. Woran hindern sie Sie? (*Möglichkeiten benennen: z.B. Gelenkbeschwerden/Bewegungseinschränkungen; Druck auf der Brust/Atemnot etc.*).

Bitte bleiben Sie mit Ihren Gedanken bei Ihren körperlichen Beschwerden und den damit einhergehenden Einschränkungen. Und fragen Sie sich doch einmal, ob es in Ihren Gedanken und Gefühlen, in Ihrer aktuellen Lebensführung etwas Vergleichbares gibt, etwas, das Sie an Ihre körperlichen Einschränkungen erinnert. (*Möglichkeiten benennen: körperliche Bewegungseinschränkung/Einschränkungen in der Lebensgestaltung aufgrund belastender Lebenssituationen, körperliche Enge im Brustbereich – einengende/bedrückende Situationen/Gefühle/Gedanken.*) Lassen Sie sich Zeit, um zu schauen, was da möglicherweise in Ihrem Inneren auftaucht.
Sollten Sie etwas gefunden haben, dann konzentrieren Sie sich bitte auf Ihre Körperbeschwerden zusammen mit Ihren psychischen Problemen bzw. Ihren Lebensbelastungen. Bleiben Sie eine Weile dabei.
Und nun bitte ich Sie darüber nachzudenken, welche Veränderungen in Ihrem Leben, welche Veränderungen Ihrer Gefühle und Gedanken, welche Reduktion von Belastungen, welche neuen Aktivitäten Ihnen helfen könnten, Ihr Leben angenehmer, glücklicher zu gestalten. Was könnten Sie tun? Was fällt Ihnen ein? (Möglichkeiten benennen: berufliche/familiäre Überforderung reduzieren, mehr Selbstfürsorge, weniger Perfektionismusstreben etc.)
Stellen Sie sich die Auswirkungen dieser Veränderungen vor. Lassen Sie die Vorstellung, wie es sich anfühlen würde, wenn Sie diese Veränderungen umgesetzt haben, so intensiv wie möglich in Ihrem Inneren auftauchen.
Und nun bitte ich Sie zu prüfen, ob sich diese Ihre Vorstellungen auch körperlich auswirken. Wie nehmen Sie Ihren Körper wahr, wenn Sie sich vorstellen, etwas bei sich selbst und in Ihrer Lebensführung verändert zu haben? (auf die Krankheit bezogene Möglichkeiten benennen: Abbau von Belastungen, Abbau des Drucks auf der Brust, weniger Perfektionismusstreben, leichter atmen können etc. Lassen Sie sich Zeit, um sich gut in diese neue Perspektive hineinfühlen zu können.
Sollten sich jetzt im Ansatz bereits gute befreiende Köperwahrnehmungen einstellen, dann versuchen Sie, diese so intensiv wie möglich wahrzunehmen. Genießen Sie diese gesunden Körperwahrnehmungen und bleiben Sie so lange mit ihnen verbunden, wie Sie möchten.

Auch die nachfolgende Übung dient dazu, sich einen möglichen Zusammenhang von Krankheit und Psyche zu vergegenwärtigen.

Assoziationsübung: Psyche und Körper
Nehmen Sie eine bequeme Haltung ein; achten Sie darauf, dass sich ihr Körper wohl fühlt. Wenn Sie einige Male tief ein- und ausatmen, gelingt es oft besonders gut, ruhig und entspannt zu sein.
Nun konzentrieren Sie sich bitte auf Ihre Krankheit, auf Ihre körperlichen Probleme (*benennen: den Schmerz, die entzündeten Gelenke, die Augenkrankheit, etc.*)
Und nun lassen Sie alles zu, was Ihnen gerade in den Sinn kommt, wenn Sie an Ihre Krankheit, an Ihre körperlichen Probleme denken. Sämtliche Gedanken, Gefühle, Bilder oder was immer Ihnen gerade einfällt, bitte ich Sie achtsam wahrzunehmen. Urteilen Sie nicht über das, was Ihnen einfällt, denken Sie nicht, dass das ja Unsinn ist und nicht beachtet werden darf. Zensieren Sie sich nicht selbst. Alles, selbst der merkwürdigste Gedanke, das merkwürdigste Bild, das jetzt in Ihnen auftaucht, hat seine Berechtigung. Nehmen Sie alles achtsam wahr.
Suchen Sie dabei nicht gezielt nach Erinnerungen, Gedanken, Vorstellungen, von denen Sie denken, dass sie wichtig sein müssten. Warten Sie ab, lassen Sie allem, was in Ihnen auftaucht, freien Lauf. Haben Sie Geduld mit sich selbst.
Sollte etwas aufgetaucht sein, was immer es ist, eine Erinnerung, ein Gedanke, ein Gefühl, ein inneres Bild, dann beenden Sie bitte diese Übung und kehren langsam, ganz in Ihrem Rhythmus, in die Gegenwart dieses Raumes zurück.
Im Anschluss an die Übung wird das Ergebnis der Assoziationsübung besprochen und es können vorsichtig Hypothesen gebildet werden (*z.B. chronisch schmerzhafte Verspannungen im Genitalbereich – starke Wut auf den Partner, angespannte Paarbeziehung*).

4.5 Stabilisierende Körperübungen einsetzen

So wie die Psyche auf den Körper wirkt, so können auch unmittelbar vom Körper ausgehende Signale den Heilungsprozess fördern. Indem gezielt mit positiven Gedanken und Gefühlen einhergehende Körperhaltungen und Körperübungen eingesetzt werden, wird das Nervensystem beruhigt und Glückshormone werden vermehrt ausgeschüttet: In der Folge kommt es zu einem körperlichen Zustand der Entspannung. Die Entspannungsreaktion führt zur Abwehr von Stresszuständen, die am Krankheitsgeschehen beteiligt sind. Dadurch können

Muskelverhärtungen gelöst, Entzündungen eingedämmt und körperliche Vorgänge wie Atmung, Blutdruck, Herzschlag und Verdauung positiv beeinflusst werden.

Über bewusst eingenommene Körperhaltungen ist es weiterhin möglich, den Gemütszustand zu verändern: Signale des Körpers senden Informationen direkt ans Gehirn. Diese werden dem Körper rückgemeldet. Nehmen wir eine Körperhaltung ein, die Selbstbewusstsein zum Ausdruck bringt – indem wir aufrecht mit erhobenem Kopf und herausgestreckter Brust stehen – dann melden wir dem Gehirn, dass wir uns wohl fühlen sowie voller Hoffnung und Zuversicht sind. Stellen wir uns mit beiden Füßen fest auf den Boden, dann senden wir über die Nervenbahnen dem Gehirn die Botschaft, geerdet und tatkräftig zu sein. Die Ärztin Croos-Müller hat in humorvollen Bildbänden (Croos-Müller, 2013; 2017) Übungen zusammengetragen, die zeigen, wie mit Hilfe des Körpers positive Stimmungen aufgebaut werden können. Letztendlich geht es darum, Körperhaltungen einzunehmen, die dem Gehirn Wohlbefinden signalisieren. Der Auftrag des Gehirns wird vom Körper umgesetzt.

Es gibt verschiedene Möglichkeiten, den Körper mit einzubeziehen, um gesund zu bleiben bzw. wieder gesund zu werden, wenn bereits Krankheiten eingetreten sind. Ein bekanntes und schnell zu erlernendes Verfahren ist die Progressive Muskelrelaxation (PMR). Diese Übungen bestehen darin, einzelne Muskelgruppen (im Arm, der Hand, dem Bein etc.) anzuspannen und die Anspannung wieder zu lösen. Auf diesem Weg wird die Körperwahrnehmung verbessert und man kann lernen, die Muskulatur zu lockern. In der Praxis kommt die Progressive Muskelrelaxation erfolgreich zur Reduktion von Kopf- und Rückenschmerzen zum Einsatz. Aber auch zur Steigerung des allgemeinen Wohlbefindens, unter anderem für einen besseren Schlaf, eine verbesserte Verdauung und zur Verlangsamung der Herzfrequenz wird sie erfolgreich eingesetzt (Hoffmann, 2003).

Auch durch Atemübungen können Heilungsprozesse unterstützt werden. Durch bewusst langsames, tiefes Atmen wird das auf Entspannung zielende parasympathische Nervensystem aktiviert. Erregungszustände können so gemildert und aus dem Gleichgewicht geratene vegetative Prozesse, etwa die des Kreislaufes oder des Magen-Darm-Bereichs, wieder harmonisiert werden.

Mit Hilfe der weit verbreiteten, auf Achtsamkeit basierenden Übungsmethode „Mindfulness-based stress reduction“ (MBSR) von Kabat-Zinn (2013) kann ebenfalls ein körperlicher Entspannungszustand erreicht werden. Bei der achtsamen Körperwahrnehmung geht es darum, die jeweiligen Körperempfindungen genau zu beobachten. Man konzentriert sich auf die Hand oder den Arm, den Bauch oder den Rücken und nimmt die vorhandenen Körpersignale achtsam wahr. Wenn wir auf körperliche Signale wie Anspannung, Brennen oder

Schmerz mit Angst reagieren, werden vermehrt Stresshormone ausgeschüttet und die negativen Körperreaktionen dadurch verstärkt. Indem man die Körperwahrnehmungen bewusst in den Fokus nimmt – ohne sie zu bewerten – wird hingegen das parasympathische Nervensystem aktiviert und es kommt zu mehr Ruhe und Entspannung: Der Körper signalisiert dem Gehirn, dass Gelassenheit angesagt ist. Die Reduktion von muskulären Anspannungen und eine Harmonisierung autonomer Körperprozesse können dann zu mehr Beschwerdefreiheit führen. Einerseits kann auf diesem Weg die Veränderung von körperlichen Reaktionen erfahren werden. Andererseits ist das Erlebnis, Kontrolle über Körperzustände zu haben, von großer Bedeutung.

BEISPIEL

Der 39-jährige Lars leidet seit vielen Jahren unter Magenbeschwerden. Druck, Völlegefühl und Krämpfe treten in letzter Zeit immer häufiger auf. Lars traut sich kaum noch aus dem Haus, um FreundInnen zu treffen oder ins Kino zu gehen, weil er nie weiß, wann es ihn wieder „erwischt". Sind die Schmerzen da, bekommt er Angst, dass es immer schlimmer wird, und gerät in Panik. Als ich Lars vorschlage, sich bei einem akuten Anfall auf seinen Magen zu konzentrieren und zu versuchen, die Schmerzen möglichst achtsam wahrzunehmen, sie also nicht angstvoll wegzudrängen, erscheint ihm dieser Vorschlag widersinnig. Nach langem Zögern und mit dem Wissen, dass bisher ja nichts wirklich geholfen hat, lässt er sich dann doch auf den Vorschlag ein. Er bemüht sich um Ruhe und Gelassenheit bei gleichzeitiger Konzentration auf den rumorenden Magen. Und er ist umso erstaunter, dass die Schmerzen langsam nachlassen. Diese neue Erfahrung macht Mut. Sie geht für Lars mit der Erkenntnis einher, dass er selbst etwas tun kann, um seine Beschwerden zu reduzieren.

Natürlich können auch weitere körperbasierte Verfahren wie Yoga oder Massagen dazu führen, dass das auf Entspannung zielende parasympathische Nervensystem und die Selbstheilungskräfte aktiviert werden. So zeigen zahlreiche Studien die positive Wirkung von Yoga auf körperliche Erkrankungen wie Bluthochdruck, Asthma oder Rückenschmerzen (van der Kolk, 2015). Durch Massagen wird das sogenannte „Kuschelhormon" Oxytocin freigesetzt, wodurch der Körper auf Entspannung ausgerichtet wird (Uvnäs-Moberg, 1998).

Die nachfolgende Übung habe ich in abgewandelter Form von Croos-Müller (2017) übernommen. Sie dient dazu, die Produktion von körpereigenen Schmerz- und Beruhigungsmitteln anzuregen.

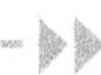

Übung: Gute Berührung

Nehmen Sie eine bequeme Haltung ein. Sie können diese Übung sowohl im Sitzen als auch im Liegen durchführen, ganz so, wie es Ihnen am liebsten ist.

Nun legen Sie bitte Ihre Hand auf Ihr Herz. Streicheln Sie diesen Bereich liebevoll. Sie können die Hand auch eine Weile dort liegen lassen. Ganz wie Sie möchten. Mit der Hand auf dem Herzen spüren Sie, dass Sie leben. Vielleicht hat das für Sie eine beruhigende Wirkung.

Jetzt bitte ich Sie, sich einmal selbst zu umarmen. Legen Sie sanft beide Arme um Ihren Oberkörper. Sie können sich dabei auch liebevoll hin- und herwiegen. Spüren Sie in sich hinein. Wie fühlt sich nun Ihr Körper an? Vielleicht spüren Sie ein wenig Wärme und Geborgenheit.

Wenn Sie mögen, können Sie nun auch mit den Armen Ihre Knie umfassen. Und sanft schaukelnde Bewegungen machen, wenn es Ihnen gefällt. Was macht das mit Ihnen? Ist das angenehm für Sie?

Abschließend streicheln Sie bitte mit Ihren Händen Ihren gesamten Körper. Sie können auch einzelne Körperbereiche intensiver oder sanfter streicheln, ganz, wie es Ihnen gefällt. Oder Sie streichen gleichmäßig über Ihren Körper vom Kopf bis zu den Füßen (oder auch von den Füßen zum Kopf), wenn Ihnen das mehr zusagt). Fühlt sich Ihr Körper liebevoll angenommen?

Machen Sie sich nun bewusst, dass Sie Ihrem Körper etwas Gutes getan haben. Wenn Sie jetzt etwas mehr Kraft und Geborgenheit spüren, dann konzentrieren Sie sich auf dieses gute Körpergefühl. Nehmen Sie es intensiv wahr und genießen Sie es noch eine Weile.

Die nächste Übung, ebenfalls in abgewandelter Form von Croos-Müller (2013) übernommen, hilft, ein körperliches Gefühl von Leichtigkeit und Entspannung zu bekommen.

Übung: Bewegung mit den Armen

Konzentrieren Sie sich bitte auf Ihren Körper. Und jetzt heben Sie Ihre Arme bis hoch über den Kopf, ganz hoch, so hoch es eben geht. Strecken Sie sie noch ein wenig höher. Und halten Sie sie dann mindestens einen Atemzug lang in der Luft.

Vielleicht schaffen Sie es noch einen zweiten oder auch einen dritten Atemzug lang, die Arme hoch zu halten. Dann lassen Sie sie langsam und sanft wieder sinken.

Was spürt ihr Körper jetzt? Können Sie nun vielleicht ein wenig leichter atmen? Weitet sich möglicherweise Ihr Brustkorb? Dehnt sich die Armmuskulatur? Streckt sich Ihr Rücken? Oder spürt Ihr Körper vielleicht etwas ganz anderes, was sich gut anfühlt?
Nehmen Sie nun achtsam wahr, was für ein Körpergefühl jetzt da ist. Was fühlen Sie? Leichtigkeit? Zuversicht? Entspannung? Möglicherweise nehmen Sie aber auch noch ein anderes angenehmes Körpergefühl wahr. Lassen Sie sich Zeit und spüren Sie in sich hinein.
Wenn Sie nun angenehme Körpergefühle wahrnehmen, dann genießen Sie sie noch eine Weile.
Und nun bitte ich Sie, mit Ihren Armen zu fliegen. Schwingen Sie beide Arme wie ein Vogel. Beide Arme gleichzeitig hochnehmen und dann wieder gleichzeitig senken. Diese Bewegung können Sie langsam oder schnell ausführen, ganz wie Sie möchten.
Was spüren Sie bei dem gleichzeitigen Auf und Ab der Arme? Vielleicht eine befreiende Dehnung von Arm-, Schulter-, Brust- und Rückenmuskulatur? Oder ist da noch etwas anderes, was Sie angenehm finden?
Was bewirkt diese Übung bei Ihnen? Fühlen Sie sich vielleicht leichter, entspannter, befreiter von möglichen Belastungen?
Wenn das so sein sollte, dann genießen Sie dieses gute Körpergefühl. Bleiben Sie noch eine Weile mit diesem angenehmen Gefühl verbunden.

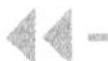

Die nachfolgende Übung habe ich in veränderter Form von Sylvia Wetzel (2013) entnommen. Es handelt sich um eine grundlegende Übung, um zur Ruhe zu kommen.

Übung: Den Atem spüren

Machen Sie es sich bequem. Sie können diese Übung im Sitzen oder im Liegen durchführen.
Konzentrieren Sie sich auf Ihren Atem. Ihr Atem geht von ganz allein, ohne Ihr Zutun, durch Ihren Körper. Sie können ihn überall, in allen Körperbereichen spüren.
Versuchen Sie Ihren Atem an den Nasenöffnungen zu spüren, nehmen Sie den Luftzug wahr, den das Ein- und Ausatmen hier verursacht.
Nun achten Sie auf Ihre Bauchdecke. Sie können hier das Heben und Senken, vom Atem verursacht, spüren. Versuchen Sie dem Rhythmus Ihrer Atembewegungen zu folgen. Vielleicht sagen Sie dabei: „Ein und Aus." Das kann

helfen, um dem Rhythmus zu folgen. Sie können Ihren Rhythmus auch verändern, indem Sie bewusst langsamer atmen. Spüren Sie nach, wie sich das auf Ihre Stimmung auswirkt. Werden Sie so vielleicht ein wenig ruhiger und gelassener?

Sie können auch versuchen, den Weg des Atems von der Nase bis in den Bauch und wieder zurück zur Nase zu verfolgen. Auch auf diesem Weg kann sich ein angenehmes Gefühl von Ruhe einstellen.

Vielleicht ist es Ihnen bisher nicht gelungen, sich ausschließlich auf Ihren Atem zu konzentrieren. Ärgern Sie sich nicht darüber. Registrieren Sie achtsam die Gedanken und Vorstellungen, die Sie von der Aufmerksamkeit auf Ihren Atem abgelenkt haben. Auf diesem Weg erfahren Sie, was Sie aktuell am meisten beschäftigt. Nachdem Sie Ihre Gedanken und Vorstellungen zur Kenntnis genommen haben, verabschieden Sie sich wieder von ihnen. Kehren Sie erneut zu Ihrem Atem zurück.

5 Therapiegeschichten

5.1 Morbus Sudeck (Komplexes regionales Schmerzsyndrom)

Ausgangssituation

Während ihres wöchentlichen Handballtrainings ist die 42-jährige Katharina unglücklich gestürzt und hat sich einen Handgelenkbruch zugezogen. Die Verletzung wurde sofort medizinisch behandelt. Katharina erhielt über mehrere Wochen einen Stützverband und Medikamente. Auch eine physiotherapeutische Behandlung wurde durchgeführt. Nun ist ein Jahr vergangen und die Beschwerden sind immer noch unverändert stark.

Körper

Zuerst einmal sind da die anhaltenden Schmerzen. Selbst harmlose Berührungen wie das Anfassen kalter Türklinken erlebt Katharina als unangenehm. Die Hand ist geschwollen, die Haut ist rot und fühlt sich heiß an. Auch ihre Beweglichkeit ist eingeschränkt; präzise Bewegungen können nicht mehr so gut ausgeführt werden. Bereits eine Tasse zu heben fällt manchmal schwer. Die Gelenke scheinen langsam zu versteifen.

Katharinas Arzt stellt die Diagnose „Morbus Sudeck“ (Komplexes regionales Schmerzsyndrom). Er erklärt, bisher sei unklar, warum sich die Krankheit entwickelt. Ihr Handgelenkbruch sei zwar der Auslöser, er könne sich aber nicht erklären, warum die Beschwerden nicht verschwinden.

Psyche

Katharina beschreibt sich selbst als ängstliche, selbstunsichere Frau, die Schwierigkeiten hat, ihre Wünsche durchzusetzen.

Ihren Beruf als Anwältin übt sie gern aus. Allerdings fühlt sie sich in der Kanzlei, in der sie arbeitet, oft übergangen. Bei Gehaltsverhandlungen und wenn es darum geht, die interessanten Fälle zu bearbeiten, zieht sie meistens den Kürzeren. Sie traut sich einfach nicht, für sich selbst und ihre Interessen einzustehen.

Privat ist sie seit mehreren Jahren mit einer gleichaltrigen Frau liiert. Ihre Partnerin wünscht sich, dass sie zusammenziehen. Katharina möchte das auch; sie ist glücklich in der Beziehung. Sie hat aber Angst, die Beziehung öffentlich zu machen, weil sie glaubt, als lesbische Frau schlecht angesehen zu werden. Vor allen Dingen fürchtet sie aber, ihrer Mutter zu sagen, dass sie eine Frau liebt. Es ist quälend für sie, schweigend zuhören zu müssen, wenn die Mutter sich über das lesbische Paar in der Nachbarschaft lustig macht. Katharina fürchtet sich vor den herablassenden Bemerkungen der Mutter. Als Kind musste sie wiederholt erleben, von ihr bloßgestellt zu werden. Sie konnte ihr einfach nichts recht machen. „Das schaffst du sowieso nicht" oder „Dazu bist du nicht gut genug" waren Sätze, die sie oft zu hören bekam.

Psychisch-körperlicher Zusammenhang

Wie lässt sich erklären, warum Katharinas Beschwerden nicht verschwinden, obwohl seit der Verletzung bereits ein Jahr vergangen ist?

Bei den vorhandenen Symptomen – dem Schmerz, der Schwellung, der Rötung und Überwärmung der Hand – handelt es sich zuerst einmal um lokale Entzündungszeichen. Sie sind als normale Folge der Verletzung anzusehen. Beim regionalen Schmerzsyndrom kommt es aber zu einer überschießenden Entzündungsreaktion, die mit einer Sensibilisierung der für den Schmerz zuständigen Nervenzellen einhergeht (Böger, 2018). Entzündungen treten aber nicht nur als Folge von Verletzungen auf, sondern auch im Zusammenhang mit negativen Gefühlen wie Angst, Unsicherheit und anhaltenden Konflikten. Die überschießende Entzündungsreaktion kann also auch mit Katharinas Ängstlichkeit und Unsicherheit in Verbindung gebracht werden. Ihre Schwierigkeiten, sich im Beruf zu behaupten und ihr Privatleben selbstbewusst zu gestalten, können zusammen mit dem Handgelenkbruch dafür verantwortlich sein, dass die Beschwerden überdauern.

Darüber hinaus verweisen die Symptome der Erkrankung – eine veränderte Hautdurchblutung, eine Verfärbung der Haut sowie eine Schwellung und Störung der Temperaturregulation – auf eine Überaktivierung des sympathischen Nervensystems. Da das vegetative Nervensystem ebenfalls durch psychische Probleme beeinflusst wird, sind auch unter diesem Aspekt Katharinas Ängste und Unsicherheiten von Bedeutung.

Untersuchungen konnten zeigen, dass das komplexe regionale Schmerzsyndrom Veränderungen im Gehirn nach sich zieht, und zwar in Form einer Verkleinerung des mit der Hand korrespondierenden Hirnbereichs (Juottonen et al., 2002). Katharinas Gehirn ist auf den Schmerz und die darauf aufbauende eingeschränkte Beweglichkeit der Hand programmiert worden.

Körperlich ist es die Hand, die schmerzt und nur noch eingeschränkt bewegungsfähig ist. Psychisch zeigen sich Schmerz und Bewegungseinschränkungen in der Unfähigkeit, das eigene Leben in die Hand zu nehmen.

Die Behandlung

Als ich Katharina auf den Zusammenhang hinweise, dass beide, Körper und Psyche, Schmerzen und Einschränkungen der Beweglichkeit in ihrem Leben zum Ausdruck bringen, ist sie zuerst einmal verblüfft. Natürlich ist ihr bewusst, dass sie sich wenig zutraut. Dass ihre Unsicherheit und Ängstlichkeit aber auch Auswirkungen auf den Zustand der Hand haben können, hat sie nicht gesehen. Bisher blieb Katharina völlig unklar, warum ihre Hand immer noch schmerzt, trotz der lang zurückliegenden Verletzung. Nun findet sie eine Erklärung. Das erlebt sie als Entlastung. Als ich sie dann darüber informiere, dass Möglichkeiten bestehen, die Programmierung der Hand auf den Schmerz mit der Bewegungseinschränkung wieder rückgängig zu machen, schöpft sie erneut Hoffnung. So wie das Gehirn auf eine verstärkte Schmerzwahrnehmung programmiert worden ist, besteht auch die Chance, den Prozess wieder rückgängig zu machen (Bialas, 2016).

Wir machen uns an die Arbeit. Zuerst schlage ich Katharina ein Verfahren vor, das als Spiegeltherapie (Böger, 2018) bezeichnet wird. Dieses macht sich die Tatsache zunutze, dass sich das Gehirn auch durch Vorstellungen verändern kann. Allein die Imagination, dass ein Körperbereich gesund ist, kann die zu diesem gehörenden Hirnbereiche aktivieren. Bezogen auf Katharinas Problem heißt das: Sie muss dem Gehirn die kranke Hand als gesunde Hand anbieten. Dazu wird als Hilfsmittel ein Spiegel in der Körpermitte so aufgestellt, dass nur die Bewegungen der gesunden Hand zu sehen sind. Das Spiegelbild suggeriert auf diesem Weg, dass beide Hände gesund sind. Da bei den Bewegungen der gesunden Hand auch keine Schmerzen entstehen, wird dem Gehirn ebenfalls Schmerzfreiheit signalisiert.

Katharina fällt es zu Beginn nicht leicht, die Suggestion, die mit Hilfe des Spiegels entsteht, aufrechtzuerhalten. Es kostet sie viel Mühe, mit dem Üben fortzufahren. Mit der Zeit gelingt es ihr aber immer besser. Ihr hilft dabei das neu erworbene Wissen, dass Vorstellungen körperliche Prozesse beeinflussen können. Diese Erkenntnis deckt sich mit ihren Erfahrungen, dass beunruhigende Gedanken und Gefühle bei ihr zu einer Gänsehaut führen und bereits der nur vorgestellte Ärger oft schon Magenbeschwerden hervorruft.

Als Folge der Übungen entsteht bei Katharina der Gedanke: Man kann sich idealerweise regelrecht „gesund denken". Zumindest aber ist es möglich, dass Vorstellungen, innere Bilder und Gefühle den Gesundungsprozess fördern. Bezogen auf die kranke Hand hat sie bereits beobachtet, wie Ruhe und Entspannung die Schmerzen in den Hintergrund treten lassen. Ich bestätige sie in ihrer Wahrnehmung. Beschäftigt man sich mit angenehmen Dingen, werden Areale im Gehirn aktiviert, die der Schmerzwahrnehmung entgegenstehen. Je häufiger diese „Wohlfühlbereiche" in den Mittelpunkt geraten, desto mehr verstärkt sich das körperliche Wohlbefinden. Katharina beschließt, mehr Entspannungsphasen in ihren Alltag einzubauen. Sie nimmt sich vor, während des Arbeitstages häufiger Pausen einzulegen und auch öfter angenehme Tätigkeiten wie Spaziergänge und Treffen mit FreundInnen einzuplanen. Ihre Physiotherapeutin hat ihr Atemübungen gezeigt, die sie nun mehrmals am Tag praktiziert. Die wohltuende Wirkung dieser Übungen spürt sie bereits jetzt.

Umgekehrt ist Katharina aufgefallen, wie Stress, Ärger, Angst und Wut den Schmerz und die Bewegungseinschränkung der Hand verstärken. Das ist leicht nachzuvollziehen, da negative Gedanken und Gefühle dazu führen, dass Stresshormone den Körper überfluten, wodurch die Schmerzwahrnehmung zunimmt. Ungute Gefühle wie Angst, Unsicherheit und Wut gibt es in Katharinas Leben reichlich, wenn beispielsweise in ihrer Kanzlei wieder die KollegInnen die interessanten Fälle zur Bearbeitung bekommen und sie leer ausgeht. Katharina ärgert sich dann auch über sich selbst, dass sie nicht in der Lage ist, ihre Ansprüche geltend zu machen, und es bereitwillig hinnimmt, wieder übergangen zu werden.

Aber noch stärker als im Beruf spürt sie ihr Unbehagen im Kontakt mit der Mutter. Allein der geplante Besuch dort lässt sie die Schmerzen und Bewegungseinschränkungen der Hand deutlicher spüren. Wir besprechen, was Katharina denn daran hindert, ihre Wünsche zu formulieren. Warum kann sie ihre Ansprüche im Beruf nicht anmelden und der Mutter gegenüber nicht ihre Liebe zu einer Frau eingestehen? Es stellt sich heraus, dass Katharina glaubt, nicht das Recht dazu zu haben. Die in der Kindheit so oft gehörten Sätze der Mutter „Das schaffst du sowieso nicht" und „Du bist nicht gut genug" hat sie verinnerlicht. Sie haben sich zu Glaubenssätzen entwickelt, die sie nun in ihrem Alltag behindern. Ich frage Katharina, ob sie glaubt, dass die Glaubenssätze zutreffend sind. Nach längerem Nachdenken kann sie diese Frage mit einem klaren Nein beantworten. Sie hat sich in der Schule und später im Studium stets angestrengt und gute Leistungen erzielt. Auch im Beruf kann sie mit ihren Arbeitsergebnissen zufrieden sein. Katharina erkennt, dass die Sprüche der Mutter ungerecht waren und dazu dienten, die Tochter herabzuwürdigen.

Diese Erkenntnis tut gut, aber daraus ergibt sich noch nicht automatisch, dass Katharina nun zu ihren Fähigkeiten und Vorstellungen stehen und sich gegenüber der Mutter behaupten kann. Schließlich war sie ihr bisheriges Leben lang mit diesen Glaubenssätzen konfrontiert. Wir schauen zusammen erst einmal, wo sie es geschafft hat, sich – trotz dieser negativen Selbsteinschätzung – im Leben durchzusetzen. Ihr fällt ein, dass sie ihr Studium selbstbewusst in die Hand genommen hat. Die Mutter traute ihr ein Jurastudium nicht zu und wollte sie dazu bewegen, nach dem Abitur eine Ausbildung zu beginnen. Katharina hat sich damals allein um einen Studienort und um ein Zimmer in einer WG gekümmert – gegen den mütterlichen Widerstand. Sie spürt, wie ein wohliges Gefühl durch ihren Körper geht, wenn sie sich an diese Zeit erinnert. Ich bitte sie, sich auf diese Erinnerungen der Selbstbehauptung und auf das damit einhergehende positive Gefühl zu konzentrieren: Die guten Erinnerungen, Bilder und Gefühle soll sie regelmäßig in sich aufkommen lassen. Auf diesem Weg kann sie ihre Fähigkeit zur Selbstbehauptung stärken.

Katharina will lernen, sich mehr durchzusetzen. Sie möchte ihren Handlungsspielraum erweitern. Womit kann sie anfangen? Was fällt ihr am wenigsten schwer? Sie wählt den beruflichen Bereich und nimmt sich vor, die nächste Gelegenheit zu ergreifen, um ihre Wünsche anzumelden, wenn es um die Übernahme eines für sie interessanten Mandats geht. Im Voraus formuliert sie schon einmal, was sie sagen möchte. Schriftlich in aller Ruhe bereits in Sprache gefasst zu haben, was bei der passenden Gelegenheit gesagt werden soll, gibt Rückendeckung und kann als sinnvolle Hilfe angesehen werden.

Schwieriger ist es für Katharina, sich gegenüber der Mutter zu behaupten. Sie fürchtet die herabwürdigenden Kommentare und spürt die eigene Angst und Unsicherheit, wenn sie nur an die Situation denkt. Auch die Hand macht sich dann mit verstärkten Beschwerden bemerkbar. Katharina ist aber entschlossen, sich der Situation zu stellen. Ihr ist bewusst geworden, dass sie die Liebe und Anerkennung der Mutter, die sie sich stets gewünscht hat, doch nie bekommen wird. Wichtiger erscheint ihr nun, sich die Wertschätzung dort zu holen, wo sie geliebt wird: Bei ihrer Freundin, die trotz Katharinas lange anhaltendem Zögern, ihre Beziehung offen zu leben, zu ihr gehalten hat.

Nachdem Katharina ihren ganzen Mut zusammen genommen und der Mutter mitgeteilt hat, dass sie eine Frau liebt und mit ihr zusammenleben will, ist sie erstaunt, dass gar nichts Schlimmes passiert. Die Mutter hat es recht gelassen zur Kenntnis genommen. Was aber noch wichtiger ist: Katharina spürt, wie ihr Körper sich entspannt, weil sie es geschafft hat, zu sich selbst zu stehen.

Als unsere Gespräche enden, sind Katharinas Schmerzen und Bewegungseinschränkungen der Hand weitgehend verschwunden. Nur in emotional aufreibenden Situationen tauchen sie wieder auf. Katharina fürchtet sich aber nicht mehr davor. Sie hat gelernt, die körperlichen Beschwerden als Alarmsignal zu sehen, das sie darauf hinweist, dass etwas in ihrem Leben nicht stimmt.

5.2 Eine durchlebte Brustkrebserkrankung

Ausgangssituation

Die 56-jährige Kerstin erkrankte vor drei Jahren an Brustkrebs. Sie erhielt eine brusterhaltende OP und nachfolgend eine Chemotherapie. Kerstin kommt zur Therapie, weil sie fürchtet, erneut zu erkranken. Sie geht davon aus, nicht noch einmal eine Krebserkrankung zu überleben.

Körper

Aktuell ist Kerstin, was den Krebs betrifft, beschwerdefrei. Was sie beunruhigt, ist eine unspezifische, anhaltende Erschöpfung; Kerstin ist in der Regel müde und abgespannt. Ihre täglichen Arbeiten bewältigt sie nur mit Mühe. Sie hat gelesen, dass ein solcher Zustand mit einer stillen Entzündung im Körper zusammenhängen kann, die Krankheiten Vorschub leistet. Dieses Wissen weckt in ihr die Angst, erneut an Krebs erkranken zu können.

Psyche

Aus einer sehr wohlhabenden Herkunftsfamilie stammend, war Kerstin finanziell stets gut abgesichert. Sie musste sich nie um ihren Lebensunterhalt kümmern und hat nach einigen Semestern Medizin ihr Studium abgebrochen, weil es ihr einfach zu anstrengend war. Mit ihrem Ehemann, einem Bauingenieur, bewohnt sie eine stattliche Villa. Die beiden haben sich seit langem nichts mehr zu sagen. Ihre zwei erwachsenen Kinder leben in weit entfernten Städten. Das Leben erscheint ihr leer und sinnlos.

Kerstin erzählt, dass sie, nachdem die Krebserkrankung festgestellt wurde, gedacht hat: Das kann doch nicht alles gewesen sein. Ich hatte ja noch gar kein richtiges Leben. Und nun soll es bereits vorbei sein? Diese Gedanken begleiten sie noch heute. Sie gehen einher mit dem Gefühl, selbst an der Krankheit schuld zu sein. Ihr Mann sei lieblos und sie habe sich nicht getrennt. Sie bedauert, keinen Beruf erlernt oder eine sinnvolle Tätigkeit ausgeübt zu haben. Manchmal denkt sie, dass ihr recht geschieht. Die Krebserkrankung sei eine angemessene Strafe für ihr „unnützes“ Leben.

Psychisch-körperlicher Zusammenhang

Zwischen einer Krebserkrankung und psychischen Faktoren konnte bisher zwar kein direkter Zusammenhang festgestellt werden. Indirekt lassen sich aber Verbindungen zeigen: Als gesichert gilt, dass eine psychische Dauerbelastung die Immunabwehr dergestalt schwächt, dass durch sie die Zahl und Aktivität der natürlichen Killerzellen verringert wird. Diese erkennen Krebszellen und machen sie in der Regel unschädlich. Sind sie nur in verminderter Anzahl vorhanden, ist das Risiko für eine Krebserkrankung erhöht.

Die Entstehung von Krebs oder sein erneuter Ausbruch wird neben der Schwächung des Immunsystems auch mit lang anhaltenden Entzündungsvorgängen in Verbindung gebracht. Solche Prozesse können im Zusammenhang mit fortdauernden psychischen Belastungen auftreten und sich in Form von Erschöpfung und Abgeschlagenheit äußern (Schubert 2015).

Unter seelischem Aspekt steht Kerstins Gefühl, bisher gar nicht richtig gelebt zu haben, im Vordergrund. Sie empfindet ihr Leben als leer; sie weiß nicht, wer sie ist und sie sieht keinen Sinn in ihrem Leben. Ihr „Selbst“ – damit sind ihre Gedanken, Gefühle und Lebenseinstellungen gemeint – ist geschwächt. Nun ist ein angeschlagenes „Selbst“ nur schlecht in der Lage, Bedrohungen und Ängste, die naturgemäß mit einer Krebserkrankung einhergehen, abzufedern. Wenn aber die belastenden Gefühle dominieren, ist die Gefahr eines erneuten Kranheitsausbruchs erhöht. Kerstins anhaltende Müdigkeit und Abgeschlagenheit, die auf Entzündungsprozesse in Folge seelischer Dauerbelastung hindeuten können, sind möglicherweise ein Hinweis auf ein bestehendes Risiko, erneut zu erkranken.

Es ist zu vermuten, dass Kerstins belastende Gefühle, ein vermeintlich sinnloses Leben zu führen, an der Schwäche des Immunsystems und der Verringerung der krebsabwehrenden Zellen beteiligt waren, so dass sich die Erkrankung ausbreiten konnte.

Die Behandlung

Zu Beginn unserer Gespräche knüpfe ich an Kerstins Schuldgefühlen an. Sie glaubt, die Krankheit als Strafe „verdient" zu haben. Schuldgefühle können einerseits als psychische Belastung einen erneuten Krankheitsausbruch begünstigen. Sie beinhalten andererseits aber auch das Potential von Wegweisern für ein besseres Leben. Darum frage ich Kerstin, was sie denn glaubt, falsch gemacht zu haben. Worin konkret besteht ihre Schuld? Was hätte sie aus heutiger Sicht anders machen können?

Kerstin denkt über diese Fragen nach. Ihr fällt ihre lieblose Ehe ein; sie fragt sich, warum sie sich nicht getrennt hat. Sie erklärt sich das damit, dass sie in den Augen der anderen positiv dastehen wollte. Sie sieht ihr Selbstbild stark durch Äußerlichkeiten geprägt. Sie war die Tochter aus reichem Haus, die ein vorzeigbares Familienleben führen wollte. Ich werfe ein, dass Kerstin dabei gar nicht fürsorglich mit sich selbst umgegangen ist, sondern lediglich ihren Eltern, Verwandten und FreundInnen etwas beweisen wollte, was gar nicht der Realität entsprach. Schließlich hat Kerstin unter ihrer schlechten Ehe gelitten. Sie hat sich selbst damit nichts Gutes getan. Ich äußere mein Mitgefühl und die Hoffnung, dass sie heute mehr Verständnis für sich selbst entwickeln kann.

Kerstin ist verblüfft. So hat sie das noch nie gesehen – dass sie bisher wenig fürsorglich mit sich selbst umgegangen ist und dass es ihr helfen könnte, darüber nachzudenken, wie eine bessere Selbstfürsorge aussehen könnte. Sie reflektiert über ihre Ehe. Sich jetzt zu trennen würde ihr nicht wirklich helfen. Zwar leben beide Ehepartner nebeneinander her, aber ihre aktuellen Probleme, das Gefühl der Sinnlosigkeit, würden durch eine Trennung nicht beseitigt.

Kerstin betont, es gehe ja auch nicht nur um ihre Ehe. Auch dass sie keinen Beruf ausgeübt hat oder der Überzeugung ist, nicht irgendetwas anderes Sinnvolles in ihrem Leben getan zu haben, beschäftigt sie sehr. Sie sieht sich selbst als einen lethargischen Menschen, der sich nie habe anstrengen wollen.

Da wir damit wieder bei Kerstins Schuldgefühlen gelandet sind, möchte ich wissen, ob es denn wirklich stimme, dass sie nie etwas Sinnvolles gemacht hat. Schließlich hat sie zwei Kinder erzogen, die heute ein selbstbestimmtes, erfolgreiches Leben führen. Kerstins Stimmung hebt sich, als ich ihre Kinder erwähne. Ja, um ihre Kinder habe sie sich sehr gekümmert. Sie kann von sich behaupten, eine gute Mutter gewesen zu sein. Eigentlich war sie alleinerziehend, weil ihr Mann ständig arbeitete. Ich frage nach, ob ihr eine angenehme Situation mit einem oder auch beiden Kindern einfällt. Kerstin wählt ein Erlebnis während des vergangenen Weihnachtsfestes: Ihre Tochter hatte sich bei ihr für ihre Liebe, Wärme und Verlässlichkeit bedankt. Wenn sie daran denkt, wird ihr bewusst, dass sie doch etwas Gutes im Leben geleistet hat. Ich bitte sie, sich dieses Ereignis so intensiv und so oft wie möglich ins Gedächtnis zu rufen. Auf diesem Weg wird ihr „Selbst", ihre positive Identität, gestärkt. Und ein starkes „Selbst" ist eher in der Lage, Ängste abzuwehren und gesundheitsfördernde Prozesse angestoßen.

Ich frage meine Patientin, was sie sonst noch in ihrem Leben gut gemacht hat. Kerstin berichtet zögerlich, dass sie viel Geld an eine ärztliche Hilfsorganisation spenden würde. Da sie aber sehr wohlhabend sei, könne sie das jedoch eigentlich nicht als positiv verbuchen. Ich frage nach, warum sie das Geld gerade einer ärztlichen Organisation spendet. Ihre Antwort: Anderen zu helfen, hat sie stets bewundert. Dies sei auch mit ein Grund für die Aufnahme eines Medizinstudiums gewesen, das sie leider nicht beendet habe.

Hier werden Interessen und Wünsche ausgegraben, an denen wir weiterarbeiten können. Was wünscht sich Kerstin aus heutiger Sicht? Was würde sie gern erreichen? Welche konkreten Möglichkeiten könnte es geben?

Wir überlegen, ob es etwas gibt, was sie aktuell tun kann – auch ohne abgeschlossenes Medizinstudium. Kerstin erzählt, sich schon einmal überlegt zu haben, in der Hilfsorganisation nachzufragen, ob sie dort mitarbeiten kann. Sie spricht Englisch und Spanisch und hat medizinische Grundkenntnisse, die sie möglicherweise in einer ehrenamtlichen Krankenbetreuung einbringen kann. Sie hat sich aber bisher nicht getraut nachzufragen, weil sie glaubt, dass man sicherlich keine Verwendung für sie hat. Ich bestärke Kerstin darin, ihr Vorhaben in die Tat umzusetzen. Natürlich ist keineswegs sicher, dass ihre Hilfe gewünscht wird. Fragt sie aber nicht nach, dann hat sie bereits von vornherein auf mögliche Chancen verzichtet.

Unabhängig von diesem konkreten Vorhaben ist es wichtig, dass Kerstin sich bewusst macht, was sie im Leben erreichen möchte. Unsere Gespräche bestärken sie darin, darüber nachzudenken. Was sie konkret tun kann, weiß sie noch nicht. Fest steht aber für sie, dass sie neue Weg einschlagen muss.

Auf Kerstins Wunsch enden die Gespräche an dieser Stelle. Es ist für sie wichtig zu wissen, dass sie selbst etwas tun kann, um ihren Körper zu stärken.

Die anhaltende Erschöpfung und Müdigkeit, die Kerstin zu Beginn der Psychotherapie belastete, ist einer angenehmen Aufbruchsstimmung gewichen. Die Angst vor einem erneuten Ausbruch der Krebserkrankung ist in den Hintergrund getreten.

5.3 Eine koronare Herzerkrankung

Ausgangssituation

Bei dem 39-jährigen Manuel wurde eine koronare Herzerkrankung festgestellt. Bei dieser Erkrankung kommt es durch Gefäßverkalkungen zu einer Einengung der Herzkranzgefäße. Es besteht die Gefahr eines Herzinfarkts. Eine Heilung der Erkrankung ist nicht möglich, aber ihr Fortschreiten kann aufgehalten werden.

Körper

Manuel leidet unter quälenden Brustschmerzen. Er spürt ein Engegefühl und Druck in der Brust. Die Schmerzen treten meistens in Stresssituationen oder bei körperlicher Anstrengung auf. Aber auch im Ruhezustand ist er nicht immer beschwerdefrei. Manuel wird medikamentös behandelt. Der Arzt empfiehlt darüber hinaus, Stress abzubauen und moderat Sport zu betreiben. Da die Erkrankung noch nicht weit fortgeschritten ist, hält er die Prognose für günstig.

Psyche

Manuels Stimmung ist gedrückt. Nichts kann ihn wirklich erfreuen. Er interessiert sich auch kaum für Aktivitäten außerhalb des Hauses; sich mit Freunden und Bekannten zu treffen, macht ihm wenig Spaß. Mit seiner Ehefrau gibt es deshalb oft Streit. Manuel fühlt sich unverstanden. Er begreift nicht, wieso seine Frau nicht einsieht, dass er seine Zeit lieber allein zu Hause verbringt. Die Auseinandersetzungen mit ihr geben ihm aber zusätzlich noch das schlechte Gefühl, kein guter Ehemann zu sein. Das nagt an seinem Selbstwertgefühl.

Manuel schläft schlecht; oft wird er mehrmals in der Nacht wach und kann dann lange Zeit nicht mehr einschlafen. Er grübelt über seine Zukunft nach. Da seine Mutter vor einigen Jahren an einem Herzinfarkt verstorben ist, fürchtet er sich vor einem ähnlichen Schicksal.

In seinem Beruf als Tischler fällt es ihm zusehends schwer, die an ihn gestellten Anforderungen zu erfüllen. Weil er wegen des schlechten Schlafs in der Nacht oft tagsüber müde ist, geht ihm die Arbeit nicht mehr so leicht von der Hand. Auch darunter leidet sein Selbstwertgefühl.

Psychisch-körperlicher Zusammenhang

Manuel leidet unter Depressionen – seine Schlafstörungen, seine Interesse- sowie seine generelle Lustlosigkeit, das ständige Grübeln und sein schwaches Selbstwertgefühl sind deutliche Belege dafür.

Es wird ersichtlich, dass die koronare Herzerkrankung im Zusammenhang mit seiner depressiven Stimmung steht. Depressionen gehen mit einer erhöhten Ausschüttung des Stresshormons Cortisol einher. Der erhöhte Stresshormonausschuss wiederum führt zu einer vermehrten Fettablagerung in den Gefäßen und zu deren Verkalkung. Hat sich erst einmal eine koronare Herzerkrankung entwickelt und die Depressionen bestehen fort, dann ist die Gefahr groß, dass die Erkrankung weiter voranschreitet. Der Grund hierfür liegt darin, dass sich mit der Zeit die erhöhte Cortisolausschüttung ins Gegenteil verkehrt. Wird aber zu wenig ausgeschüttet, begünstigt dies entzündliche Prozesse, wodurch das Risiko eines Herzinfarkts steigt (Waller et al., 2016).

Psychisch wird Manuel von Traurigkeit, Lust- und Interesselosigkeit beherrscht – körperlich hat sein Herz, das fühlende Organ, Schaden genommen.

Die Behandlung

Zuerst informiere ich Manuel über den Zusammenhang von Depression und koronarer Herzerkrankung. Er erfährt, dass es notwendig ist, die Krankheit nicht nur medikamentös zu behandeln, sondern auch etwas gegen die Depression zu unternehmen. Nun ist Manuel aber keineswegs davon überzeugt, dass seine depressive Stimmung mit zur Entstehung seiner Herzerkrankung beigetragen hat. Seine Beschwerden sind für ihn die Folge der Erkrankung. Er rechnet mit einer Verbesserung seiner Stimmung, wenn die körperlichen Symptome verschwinden.

Ich stimme meinem Patienten zu, dass seine Erkrankung natürlich Auswirkungen auf seine Stimmung hat. Hätte er keine Beschwerden mehr, ginge es ihm auch psychisch besser. Depressionen sind aber nachweislich eine wichtige Ursache für die Entwicklung von Herzerkrankungen. Ich möchte daher wissen, wie sich Manuel in der Zeit vor der Erkrankung gefühlt hat. Er meint, noch nie ein besonders geselliger Mensch gewesen zu sein; eher ein bisschen introvertiert, aber keinesfalls so traurig und resignativ wie jetzt. Meine Frage, wann die depressiven Symptome erstmals auftraten, lässt ihn lange nachdenken. Er erinnert, seine Stimmung habe sich nicht erst nach Beginn der Herzerkrankung verschlechtert. Bereits lange Zeit vorher hätten sich schon Traurigkeit und Interesselosigkeit eingeschlichen, und zwar zu der Zeit, als seine Mutter gestorben ist. Ihr Tod vor drei Jahren habe vieles in seinem Leben verändert.

Manuel kann kaum über den Verlust der Mutter sprechen, ohne dass ihm die Tränen kommen. Er berichtet, es bis heute nicht geschafft zu haben, ihr Grab zu besuchen. Er fürchtet, dort zusammenzubrechen und sich davon nicht wieder zu erholen. Sein Schmerz ist überwältigend. Als ich nach der Bedeutung der Mutter in seinem Leben frage, erfahre ich, dass sie für ihn alles war; kein anderer Mensch sei mit ihr vergleichbar. Ohne Worte hätten sie sich verstanden. Er sei von ihr wirklich geliebt worden, auch wenn er mal „Mist" gebaut habe, was in seiner Jugend nicht selten vorgekommen sei.

Ich begreife, dass Manuel sich vom Verlust seiner Mutter bis heute nicht erholt hat. Ihr Tod ist vermutlich ein Auslöser seiner Depression. Darüber müssen wir sprechen. Ich stelle die Frage, ob es andere Menschen gibt, mit denen sich Manuel ähnlich verbunden fühlt. Er verneint das. Er liebe seine Frau, aber im Gegensatz zu seiner Mutter stelle sie Anforderungen an ihn. So wünscht er sich, dass sie ihn in Ruhe lässt, wenn er seine Zeit allein zu Hause verbringen will. Nachdenklich fügt er noch hinzu, dass seine Krankheit schließlich Gefahren mit sich bringt. Seine Mutter sei schließlich an einem Herzinfarkt gestorben und er fürchtet, ein ähnliches Schicksal zu erleiden.

Manuel sehnt sich nach der bedingungslosen Liebe, die er von der Mutter bekommen hat. Werden wir geliebt, ohne dafür etwas tun zu müssen, ist das natürlich eine großartige Erfahrung. In der Kindheit sind solche Erfahrungen wichtig, weil sie das Selbstvertrauen stärken. Manuel aber ist erwachsen und es könnte ihm helfen zu akzeptieren, dass liebevolle Zuwendung auch auf Gegenseitigkeit beruht. Diese Diskussion würde ihm aber gegenwärtig nicht helfen. Manuel muss erst einmal um seine Mutter trauern, denn das hat er bisher nicht getan. Vielmehr hat er versucht, seine Trauer zu verdrängen.

Wir besprechen, was ihm helfen könnte, mit dem Tod besser umzugehen. Diese Thematik soll nicht mehr sein Leben beherrschen. Ich schlage vor, einen Platz in der Wohnung für die Mutter zu reservieren, möglicherweise mit ihrem Foto an der Wand, den er täglich zu einer bestimmten Zeit aufsucht, um an die Mutter zu denken. Manuel weiß nicht, ob das eine gute Idee ist. Er erzählt, schon einmal ein imaginäres Gespräch mit ihr geführt zu haben. Dieses habe er aber schnell wieder abgebrochen, weil er fürchtete, langsam verrückt zu werden. Ich bestärke meinen Patienten jedoch darin, solche Gespräche zu führen. Die Mutter lebt in seinem Herzen weiter. Warum sollte er nicht über seine Gedanken und Gefühle den Kontakt zu ihr halten? Solche imaginären Gespräche können entlasten. Manuel kann auch einen Brief schreiben, in dem er ihr gegenüber seine Dankbarkeit zum Ausdruck bringt. Die Mutter wieder ein Stück weit ins Leben zu lassen wirkt der Verdrängung entgegen. Er will darüber nachdenken, ob er das Besprochene umsetzen kann.

Dass Manuel sich mit dem Tod der Mutter nicht auseinandersetzen kann, hat aber nicht nur etwas mit seinem Verlustgefühl zu tun, sondern auch mit der Angst, genau wie sie an einem Herzinfarkt zu sterben. Er vermutet, die Mutter habe ihm die genetische Anlage zu Herzerkrankungen vererbt. Nun führen Gene alleine in den seltensten Fällen automatisch zu Krankheiten; sie benötigen äußere Bedingungen, damit sie zum Ausbruch kommen können. Für Herzerkrankungen gilt es als erwiesen, dass sie durch Depressionen mit verursacht werden. Auch ihr Fortschreiten und damit die Gefahr eines Herzinfarkts wird durch negative Stimmungen erhöht. Hilfreich wäre also, dem Leben mehr Freude und Sinn zu geben.

Zögerlich erklärt sich Manuel zu kleineren Veränderungen in seinem Alltag bereit. Als ich ihn bitte zu beobachten, wie es ihm geht, wenn er sich wohlfühlt, fällt ihm zuerst keine passende Situation ein. Er hat den Eindruck, schon lange nichts Angenehmes mehr erlebt zu haben. Wir versuchen zu ergründen, was ihm vor dem Ausbruch seiner Erkrankung Spaß gemacht hat. Er muss lange nachdenken, bevor ihm etwas einfällt. Früher sei er oft Rad gefahren, habe sich überhaupt gern in der Natur aufgehalten. Radfahren hat ihm der Arzt nicht verboten, moderate sportliche Betätigung wurde ihm sogar empfohlen. Manuel nimmt sich vor, damit wieder zu beginnen.

Bisher hat er sich auf den Druck in der Brust und auf die Schmerzen konzentriert. Solche Gedanken und Gefühle, die mit der Vorstellung einhergehen, unter Beschwerden zu leiden, bewirken über das Gehirn, dass sich die schmerzhaften Körperwahrnehmungen verstärken. Umgekehrt können Vorstellungen, die auf mehr Gesundheit zielen, die Probleme mildern oder sogar verschwinden lassen, denn sie gehen mit einer Ausschüttung von Glückshormonen einher, die den Körper in einen gesundheitsfördernden Zustand versetzen. Manuel versucht mit ein paar einfach umzusetzenden Atemübungen dem Körper positive Wahrnehmungen zu vermitteln. Indem er tief in den Bauch atmet und den Brustkorb zu weiten versucht, tritt ein Gefühl von Ruhe und Entspannung ein, das die Beschwerden für kurze Zeit verschwinden lässt. Durch stetiges Wiederholen dieser Atemübung gelingt es ihm, immer besser Kontrolle über seine Beschwerden zu erlangen. Das geht mit einem guten Gefühl einher.

Manuel erkennt, dass es förderlich ist, sich auf seine Gesundheit zu konzentrieren anstatt auf Krankheitssymptome. Und zur Gesundheit gehört der ganze Mensch mit seinen Gedanken, Gefühlen und seinem Körper. Das führt zu einer Art Bestandsaufnahme. Manuel fragt sich, wie er leben will, was ihm gut tut und was er nicht mehr möchte: Streitereien mit seiner Frau und das ständige Grübeln über seine Krankheit mitsamt den düsteren Zukunftsperspektiven führen zu Traurigkeit und Interesselosigkeit. Er will versuchen, sich auf die neue Erfahrung einzulassen, mit seiner Frau wieder etwas zu unternehmen, statt sich allein zurückzuziehen. Zuerst fällt es ihm schwer. Dann stellt er jedoch fest, dass die gemeinsamen Aktivitäten, der Kinobesuch, das Treffen mit Bekannten, ihm doch ein wenig Spaß machen. Das Wichtigste ist aber für ihn, dass sich auf diesem Weg das Verhältnis zu seiner Frau verbessert. Er bekommt wieder mehr Zuneigung sowie Anerkennung und genießt das damit einhergehende gute Gefühl der Zusammengehörigkeit.

Manuel ist stolz darauf, das negative Grübeln eingedämmt zu haben. Tauchen wieder die altbekannten negativen Gedanken auf, konzentriert er sich auf seine Erfahrung, dass sich auf diesem Weg seine Beschwerden verstärken. Manchmal imaginiert er ein Stoppschild samt einem Klingelton, um den Prozess zu stoppen. Am Anfang fiel ihm dieses gedankliche Übung noch schwer; durch die stetige Wiederholung hat sich der Vorgang inzwischen automatisiert. Es ist für Manuel ein gutes Gefühl zu wissen, dass er es selbst in der Hand hat, seine unerwünschten Gedanken zu stoppen.

Am Ende der Therapie hat sich Manuels Alltag verändert; von seiner depressiven Stimmung ist nichts mehr geblieben. Der Druck auf der Brust mit den Schmerzen ist nicht vollständig verschwunden. Die Symptome treten aber nur noch selten auf; sie haben ihren angstauslösenden Charakter verloren.

5.4 Chronischer Rückenschmerz

Ausgangssituation

Der 56-jährige Kurt leidet unter chronischen Rückenschmerzen. Vor fast 20 Jahren traten die Schmerzen erstmals auf. Damals handelte es sich nur um eine kurze Episode. Kurzfristige Schmerzperioden wiederholten sich in den drauffolgenden Jahren. Mittlerweile treten die Schmerzen täglich auf. Eine Vielzahl von Untersuchungen haben stattgefunden; dabei konnten Verschleißanzeichen der Wirbelsäule und Vorwölbungen der Bandscheibe gefunden werden. Spritzen, Medikamente, Akupunktur, Massagen und Behandlungen beim Physiotherapeuten bringen immer nur kurzfristig Entlastung.

Körper

Bewegungen sind nur noch eingeschränkt möglich. Fast alle tun weh: Heben, bücken und sich drehen. Längeres Gehen und langes Sitzen im Auto geht nicht mehr schmerzfrei. Kurt neigt immer mehr dazu, sich mit einer Wärmeflasche auf die Couch zu legen, um den Rücken zu schonen.

Psyche

Kurt sagt von sich selbst, dass ihm das Reden über Gefühle nicht liegt. Seine Frau wirft ihm vor, dass Gespräche über Ängste oder Ärger mit ihm kaum möglich sind. Er kann diese Vorwürfe nicht verstehen. Er sieht sich als Mensch, der diese „Gefühlsduselei“, wie er es nennt, nicht mag. Er fragt sich, was es ihm denn bringen soll, über seinen Ärger zu reden. Er versucht, Unangenehmes eher an sich abprallen zu lassen. Konflikten geht er meistens aus dem Weg. So begegnet er den ständigen Anforderungen seines Vaters, ihn doch öfter zu besuchen – was er keinesfalls möchte – nicht mit offenem Widerstand. Er zieht es vor, dessen Wünsche zu ignorieren. Ruft der Vater ihn an, geht Kurt nicht ans Telefon. Ist er bei ihm zu Besuch, überhört er geflissentlich die Vorschläge nach gemeinsamen Aktivitäten. Er verspricht, sich wieder zu melden, tut es dann aber nicht.

Den chronischen Rückenschmerzen fühlt er sich hilflos ausgeliefert. Am liebsten bleibt er nun zu Hause und ruht sich aus. Verabredungen mit Freunden traut er sich wegen seiner Schmerzen kaum mehr zu. Selbst die nötigen Hausarbeiten fallen ihm schwer; den Großteil der Arbeiten übernimmt nun seine Frau.

Kurt befürchtet, bald seinen Beruf als Busfahrer nicht mehr ausüben zu können. Er hat auch Angst, von seiner Frau verlassen zu werden, die das Leben mit ihm mittlerweile sehr unbefriedigend findet. Er begreift nicht, warum sie so wenig Verständnis für seine Krankheit aufbringt. Schließlich kann er nichts für seinen kranken Rücken.

Psychisch-körperlicher Zusammenhang

Kurt neigt dazu, seine Gefühle auszublenden. Er lässt Wut, Angst und Ärger an sich abprallen. Er versucht sie zu ignorieren. Der Körper reagiert aber auf diese unangenehmen Gefühle, auch wenn Kurt sie nicht wahrnehmen will. Stets werden Reaktionen des Nervensystems initiiert, die die Belastungen körperlich zum Ausdruck bringen, mit Muskelanspannungen bis hin zur Muskelversteifung.

Kurt sieht den Zusammenhang zwischen psychischer und körperlicher Anspannung nicht. Der Rücken schmerzt, also ist der Körper der Verursacher des Problems. Die Tatsache, dass der Arzt Vorwölbungen der Bandscheibe festgestellt hat, bestärkt ihn darin, in seinen Rückenschmerzen ein rein körperliches Problem zu sehen. Aber Auffälligkeiten der Bandscheiben gehen nicht immer mit Schmerzen einher. Untersuchungen konnten zeigen, dass bei 50 % der 40- bis 60-jährigen Menschen, die völlig schmerzfrei waren, Vorwölbungen der Bandscheibe und bei 22 % der Untersuchten sogar Bandscheibenvorfälle festgestellt wurden (Kröner-Herwig, 2000). Auffälligkeiten an den Bandscheiben sind also nicht immer die Ursache der Schmerzen.

Auf der psychischen Ebene wehrt Kurt unliebsame Gefühle ab. Körperlich zeigt sich die Abwehr negativer Gefühle in chronischer Muskelversteifung. Körper und Psyche machen sich gleichermaßen hart, um Gefühle abzublocken.

Die Behandlung

Zuerst einmal versuche ich mit Kurt den Zusammenhang zwischen Gefühl und Körperreaktionen zu erarbeiten. Er soll beobachten, wie er sich in bestimmten Situationen fühlt und sich dabei zugleich auf seinen Körper konzentrieren. Das ist nicht einfach. Kurt meint, da er immer Schmerzen habe, fühle er sich stets schlecht. Es geschehe eben nichts Angenehmes mehr in seinem Leben.

Darum bitte ich ihn, sich etwas Schönes vorzustellen, etwas, was ihm vielleicht früher Freude bereitet hat. Ich erkläre ihm, dass unser Gehirn nicht nur auf gute Erlebnisse, sondern auch auf gute Vorstellungen, Gedanken und Gefühle ähnlich reagiert wie auf das real Erlebte. In beiden Fällen kommt es zur Ausschüttung von körpereigenen Schmerzmitteln (Endorphinen). Eher widerwillig lässt er sich auf meinen Vorschlag ein. Ihm fällt ein, dass er sich früher gern in der Natur aufhielt. Spaziergänge im Park oder im Wald hätten ihm viel Freude und Entspannung gebracht. Nachdem ich ihn auffordere die Augen zu schließen und sich einen schönen Waldspaziergang so intensiv wie möglich vorzustellen, ist er dann doch sehr erstaunt, dass allein die Vorstellung des Waldspaziergangs mit einem angenehmen Gefühl körperlicher Entspannung einhergeht. Ich bitte ihn, die Übung mit dem schönen Bild vom Waldspaziergang täglich zu praktizieren. Denn je häufiger er die Übung mit den angenehmen Vorstellungen macht, desto öfter werden körpereigene Schmerzmittel ausgeschüttet, die seine Schmerzen lindern können.

Um den Zusammenhang von Körperreaktion und Gefühlen noch zu vertiefen, bitte ich Kurt, sich eine belastende Situation vorzustellen. Ihm fällt sofort der Streit mit seiner Frau am Tag zuvor ein. Seine Frau hat ihn als „Jammerlappen“ beschimpft. Bereits der Gedanke an dieses schmerzhafte Gespräch lässt ihn verstärkt seine Rückenschmerzen fühlen.

Wir besprechen weiter, wie Kurt seinen Alltag gestaltet. Auf der Couch zu liegen, sich zu schonen und über seine Schmerzen nachzudenken, scheint nicht besonders hilfreich zu sein. Der Arzt hat Kurt ein Rückentraining verordnet. Das hilft ihm aber nicht. Auch als er noch gesund war, hat er nie Sport getrieben; er mag einfach keinen Sport. Ich gebe Kurt Recht, dass es nicht gut ist, etwas gegen die innere Überzeugung zu praktizieren. Als Alternative schlage ich ihm die Progressive Muskelentspannung vor. Dieses Trainingsprogramm dient dazu, die Körperwahrnehmung zu schulen und die Muskulatur zu entspannen. Zur Linderung von Rückenschmerzen ist es daher bestens geeignet. Indem die Muskulatur jedes Körperbereichs (vom Kopf bis zu den Füßen) einmal angespannt und in einem zweiten Schritt wieder entspannt wird, kann man lernen, seine Muskulatur zu lockern. Kurt greift meinen Vorschlag auf. Er ist motiviert, die Übungen, die nur wenig Zeit in Anspruch nehmen, täglich durchzuführen. Umso enttäuschter ist er, dass er sich mit Hilfe der Übungen nicht entspannen kann. Er fühlt einfach gar nichts.

Kurt verzweifelt an sich selbst. Wieder gelingt ihm etwas nicht. Ich spreche mit ihm darüber, dass es viele Wege gibt, die Muskeln zu lockern. So hilft ihm bereits die Vorstellung vom Waldspaziergang. Es gibt also keinen Grund, die Hoffnung aufzugeben. Alles, was mit dem Schmerz inkompatibel ist, lindert ihn. Dazu gehört auch, sich möglichst viel Gutes im Alltag zu gönnen. Auf meine Frage, was das denn sein könnte, fällt Kurt nichts ein. Er bleibt dabei, dass die Schmerzen jegliche Freude verhindern.

Wir weiten die Fragen aus. Was für eine Lebensperspektive hat er? Was will er konkret verändern? Natürlich die Belastungen. Sein Vater stellt ständig Anforderungen an ihn, die er keineswegs erfüllen will. Er versucht sie zu ignorieren. Auch im Beruf meint er derjenige zu sein, dem ständig Sonderschichten zugemutet werden. Er neigt dazu, sich krank zu melden, um den Zusatzaufgaben zu entfliehen. Und wenn seine Frau ständig schimpft, dass er zu wenig im Haushalt macht, stellt er sich einfach taub. Gerade jetzt ist er über ihre Forderungen empört; schließlich hat er Dauerschmerzen.

Es ist auffallend, dass Kurt sich nicht offen für seine Wünsche einsetzt. Er wehrt sich gegen unliebsame Forderungen, indem er sie ignoriert. Die negativen Gefühle gegenüber dem Vater, seiner Frau und den Anforderungen im Beruf verschwinden so aber nicht. Der Körper reagiert trotzdem. Die belastenden Gefühle lösen sich nicht auf, weil er sie nicht wahrnehmen möchte.

Warum kann sich Kurt gegen die Wünsche seines Vaters nicht direkt zur Wehr setzen? Der Vater möchte ihn öfter sehen. Kurt will das nicht. Am liebsten würde er seinen Vater noch seltener sehen als bisher. Nach langem Zögern, – er weiß nicht, ob er das überhaupt sagen darf –, klagt er über dessen Egoismus. Der Vater will besucht werden, fordert Hilfen von ihm, etwa größere Einkäufe. Und er will an Unternehmungen wie Kino- oder Theaterbesuchen beteiligt werden. Während Kurt darüber spricht, wird ihm bewusst, dass da sehr viel Wut auf den Vater in ihm ist. Ihm fallen Erlebnisse ein, an die er lange nicht mehr gedacht hat. Er erinnert, dass er sich während seiner Schulzeit den rigiden Vorstellungen des Vaters unterwerfen musste und selbst mit 17 Jahren noch um 22 Uhr abends zu Hause zu sein hatte. Und es kam noch schlimmer: Der Vater hat ihn mit 18 Jahren aus der Wohnung geworfen, weil Kurt eine Freundin hatte, die ihm nicht gefiel. Hätte er keine FreundInnen gehabt, bei denen er damals wohnen konnte, wäre er auf der Straße gelandet. Je länger Kurt darüber spricht, desto klarer wird ihm, dass er die Wünsche seines Vaters, der ihn nicht gut behandelt hat, keineswegs erfüllen will. Er ist immer noch wütend auf ihn. Warum spricht er die Konflikte und Belastungen nicht an? Was hindert ihn daran?

Kurt reagiert spontan mit der Aussage, dass würde doch nichts bringen, da er seinen Vater nicht ändern kann. Der Vater wird keine Einsicht zeigen. Das wird wohl so sein. Es bleibt aber die Frage, ob es Kurt guttun würde, zu sagen, was er denkt und seinen Konflikt offenzulegen. Nachdenklich fragt er sich, was dann passieren würde, wenn er seiner Wut und seinem Ärger freien Lauf lassen würde? Will er die Wut und den Ärger wirklich spüren? Und welche Konsequenzen hätte das? Darf er das überhaupt? Trotz allem ist er sein Vater. Er spürt, dass er vor solchen gravierenden Veränderungen zurückschreckt.

Zugleich wird ihm immer mehr bewusst, dass er sich, indem er seine Gefühle abblockt, einen emotionalen Panzer zugelegt hat. Da er inzwischen gelernt hat, dass Gefühle Körperreaktionen nach sich ziehen, kann er zwischen seinem emotionalen Panzer und seinen chronischen Rückenschmerzen einen Zusammenhang sehen. Den Gefühlspanzer abzulegen könnte also auch dabei helfen, seinen körperlichen Panzer abzubauen. Sicherlich würde sich vieles in seinem Leben verändern. Die Abwehr von Gefühlen zeigt sich nicht nur im Verhältnis zum Vater. Sie bestimmt viele Lebensbereiche: die Beziehung zu seiner Frau und auch sein Verhalten im Beruf.

Kurt möchte nun doch etwas verändern. Er beginnt mit dem, was ihm am leichtesten erscheint, nämlich sich im Beruf zur Wehr zu setzen. Ihm ist aufgefallen, dass die meisten seiner Kollegen scheinbar ohne größere Probleme Sonderschichten verweigern. Warum also er nicht? Als er sich überwindet und es ihm einmal gelingt, Zusatzstunden abzulehnen, ist er erstaunt, dass gar nichts Schlimmes passiert. Seine Absage wird zur Kenntnis genommen. Bei Kurt stellt sich ein befriedigendes Gefühl ein, es endlich geschafft zu haben.

Befreiend wirkt auch der Versuch, seiner Frau gegenüber seinen Ärger über ihre ständigen Forderungen zur Sprache zu bringen. Er erlebt, wie sie sich darüber freut, mit ihm offen sprechen zu können. Er erfährt, dass sie Verständnis dafür hat, dass Schmerzen ihn an der Arbeit im Haushalt und auch an Aktivitäten außer Haus behindern. Nur möchte sie seinen Schmerzen nicht alles unterordnen. Sie will mit ihm besprechen, wie sie trotzdem zusammen ein gutes Leben führen können. Und sie möchte, dass er sich um sich selbst kümmert, das ständige Jammern einstellt und nach Wegen sucht, mit den Schmerzen zu leben.

Durch diese positiven Erfahrungen angetrieben traut sich Kurt ein offenes Gespräch mit seinem Vater zu. Diese Erfahrung fällt aber keineswegs positiv aus. Der Vater wird kreidebleich, fasst sich ans Herz und beginnt über starke Schmerzen in der Brust zu klagen. Er wird mit Verdacht auf einen Herzinfarkt ins Krankenhaus eingeliefert. Glücklicherweise kann dort kein Infarkt diagnostiziert werden. Der Arzt vermutet eine Angststörung, die die Körpersymptome hervorgebracht hat und schlägt einen Aufenthalt auf der psychosomatischen Station vor, dem der Vater überraschenderweise zustimmt.

Neben der Wut gegenüber dem Vater fühlt Kurt jetzt auch noch Mitleid und Traurigkeit. Ihm wird bewusst, dass der Vater eigene Probleme hat, die er offenbar nicht wahrhaben will. Ähnlich wie bei ihm zeigen sich seine Gefühle vorrangig körperlich: Der Vater erlebt Symptome, die an einen Herzinfarkt erinnern, ohne dass ein Infarkt vorliegt. Ob er lernen will, seine Konflikte und Gefühle offen einzugestehen, weiß Kurt natürlich nicht. Aber das liegt auch nicht in seiner Verantwortung. Trotz der schlimmen Erfahrung, den Vater so leiden zu sehen, fühlt Kurt sich bestärkt darin, den eingeschlagenen Weg weiterzugehen, Gefühle und Konflikte wahrzunehmen und zu benennen.

Am Ende der Psychotherapie sind die Rückenschmerzen verschwunden. Kurt ist über mehrere Wochen völlig schmerzfrei. Kürzere Schmerzattacken, die hin und wieder mal vorkommen, nimmt er nun relativ gelassen hin. Er weiß, dass sie wieder verschwinden werden.

5.5 Rheumatoide Arthritis

Ausgangssituation

Der 48-jährige Joshua leidet unter einer rheumatoiden Arthritis. Hierbei handelt es sich um eine Autoimmunerkrankung, die gekennzeichnet ist durch einen fortschreitenden Entzündungsprozess in den Gelenken. Die Ursache der Krankheitsentstehung konnte bisher abschließend nicht geklärt werden. Eine Heilung ist nicht möglich; lediglich die Symptome können behandelt werden.

Körper

Bei Joshua sind die Knie-, Hüft- und Schultergelenke sowie die Gelenke der Finger betroffen. Seine Hände sind geschwollen und seine körperliche Bewegung ist stark eingeschränkt. Der Körper fühlt sich steif an. Darüber hinaus ist Joshua ständig müde und abgeschlagen. Der Besuch mehrerer Ärzte sowie Rehamaßnahmen haben bisher nur wenig geholfen.

Die Krankheit trat erstmals mit 30 Jahren auf. Zuerst waren die Fingergelenke druckempfindlich und fühlten sich steif an. Im Laufe der Jahre weiteten sich die Beschwerden aus und befielen auch die Knie-, Hüft- und Schultergelenke. Heute sind zeitaufwendige Arbeiten am Computer, längeres Sitzen oder Laufen kaum mehr ohne Schmerzen möglich. Selbst das Öffnen und Schließen einer Flasche fällt Joshua schwer. Aufgrund seiner Beschwerden ist er seit fünf Jahren arbeitsunfähig.

Psyche

Joshua hat das Gefühl, in seinem Leben keinen Bewegungsspielraum mehr zu haben. Er fühlt sich beruflich und privat eingeschränkt.

Seine Frau ist zwar sehr fürsorglich. Sie lässt ihm aber kaum Luft zum Atmen. Sie bestimmt ihren Alltag. So plant sie etwa gemeinsame Spaziergänge, indem sie genau festlegt, welche Wegstrecken er ohne Beschwerden verkraften kann. Er hat das Gefühl, in dieser überbehütenden Ehe eingezwängt zu werden. Wut auf diese Einengungen empfindet er aber nicht; schließlich meint seine Frau es nur gut mit ihm.

Gern würde er einige Stunden am Tag arbeiten, schon deshalb, weil er auf diesem Weg wieder selbständiger und unabhängiger werden könnte. Er ist gelernter Bürokaufmann. Später arbeitete er mit Kindern in einem schulischen Sozialprojekt. Das hat ihm viel Freude bereitet. Da er sich aber nicht mehr vorstellen kann, über Stunden am Computer zu arbeiten oder Tätigkeiten mit Kindern auszuüben, bei denen er sich viel bewegen muss, sieht er sich in einer Sackgasse.

Das Gefühl, kaum Bewegungsfreiheit zu haben, ist ihm bereits aus der Vergangenheit vertraut. Als junger Erwachsener verzichtete er lange Zeit darauf, aus seinem Elternhaus auszuziehen. Er hatte das Gefühl, seine Eltern nicht verlassen zu dürfen.

Psychisch-körperlicher Zusammenhang

Die rheumatoide Arthritis wirkt wie eine somatische Metapher des Gefühls der Unbeweglichkeit und des Festgefahrensein. So eingeschränkt wie Joshua seinen Körper mit den steifen Gelenken erlebt, so eingeschränkt fühlt er sich auch in seiner Ehe und im beruflichen Bereich.

Für die Entstehung der rheumatoiden Arthritis wird eine Fehlsteuerung innerhalb des Immunsystems angenommen. Diese Fehlsteuerung steht auch im Zusammenhang mit psychischen Belastungen und Konflikten. Eine vermehrte Ausschüttung von Stresshormonen und entzündlichen Prozessen geht damit einher. Es ist zu vermuten, dass Joshuas seit langem bestehende Gefühl der Unbeweglichkeit und des Feststeckens in einer unbefriedigenden Lebenssituation zu einer Aktivierung des Immunsystems mit einem Anstieg von Entzündungswerten in den Gelenken geführt hat.

Angegriffen wird körpereigenes Gewebe. Das körperliche Abwehrsystem behandelt den Gelenkknorpel wie einen Fremdkörper. Untersuchungen legen nahe, dass als Wegbereiter für den Ausbruch der Erkrankung unverarbeitete Wut angenommen werden kann (Schubert, 2019). Wut, die nicht ausgedrückt werden kann, macht sich lediglich als Immunreaktion über den Körper bemerkbar. Joshua empfindet keine Wut, weder auf die Einengungen durch die Ehefrau noch auf die erlebten Beschränkungen der Eltern.

Körperlich kommt es zum Angriff auf die eigenen Gelenke. Seelisch werden Wut und Hilflosigkeit nicht nach außen getragen, sondern bleiben als innere Belastung bestehen. Der Kampf gegen sich selbst findet sowohl körperlich als auch psychisch statt.

Die Behandlung

Als ich Joshua darauf hinweise, dass seine durch die Arthritis bedingte körperliche Unbeweglichkeit mit dem Gefühl der Unbeweglichkeit in seinem Leben einhergeht, ist er verblüfft. Er ging bisher davon aus, dass seine körperliche Erkrankung völlig unabhängig von seinem psychischen Zustand ist. Mit der neuen Erkenntnis, dass ein Zusammenspiel zwischen Psyche und Immunsystem besteht, stellt sich aber Hoffnung ein. Wenn psychische Prozesse das Immunsystem dahingehend beeinflussen, dass die Arthritis sich ausbreiten kann, dann gilt auch umgekehrt, dass mit Hilfe psychischer Veränderungen die Krankheit beeinflusst werden kann.

Joshuas Gefühl der Unbeweglichkeit und des Feststeckens soll verändert und sein Leben wieder in Bewegung gebracht werden. Hierzu müssen seine vielfältigen Konflikte, denen er sich hilflos ausgeliefert fühlt, angegangen und besser gelöst werden.

Zuerst sprechen wir über seine Ehe. Er möchte gern auch mal unabhängig von seiner Frau etwas unternehmen. Als ich ihn frage, was dem im Weg steht, meint er, seine Frau sei doch so fürsorglich und würde sich so liebevoll um ihn kümmern, dass er sie nicht verletzen will. Joshua fällt ein, dass er vor einiger Zeit eine Verabredung ohne seine Frau mit einem alten Schulfreund, der sich zufällig in der Stadt aufhielt, geplant hatte. Als er seiner Frau davon berichtete, sei sie gekränkt gewesen und er habe es sich daraufhin doch anders überlegt. Eigentlich habe es ihn dann auch nicht gestört, dass das Treffen nun zu dritt stattfand. Meine Frage, ob er denn gar nicht ärgerlich gewesen sei, dass seine Frau verhindert habe, dass er sich allein mit dem Schulfreund treffen konnte, verneint er. Seine Beschwerden hätten sich damals auch wieder verstärkt. Das habe ihm seine Krankheit wieder stärker ins Bewusstsein gebracht in Verbindung mit der Erkenntnis, wie dankbar er für die Hilfe seiner Frau sein muss.

Da es Hinweise darauf gibt, dass psychische Belastungen Gelenkbeschwerden verstärken können (Schubert, 2015), vermute ich, dass Joshuas unausgesprochener Ärger über das Verhalten seiner Frau den Krankheitsschub ausgelöst hat. Um den Zusammenhang zwischen unterdrücktem Ärger und Verstärkung der Beschwerden zu prüfen, bitte ich Joshua, vergangene Erlebnisse Revue passieren zu lassen, die mit einer Zunahme der Gelenkbeschwerden einhergingen. Sofort fällt ihm ein, dass Besuche bei seinen Eltern mit einem Krankheitsschub gekoppelt sind. Eigentlich reiche es bereits, wenn er nur an sie denke bzw. sich bewusstmache, dass er die beiden, als er wegzog aus dem Dorf, allein zurückgelassen hat. Seine Eltern lassen auch heute noch keine Gelegenheit aus, ihn an seine vermeintliche Schuld zu erinnern.

Joshua hat sowohl seiner Ehefrau als auch seinen Eltern gegenüber nicht nur gute Gefühle, sondern er spürt auch Ärger und Gereiztheit, die er aber glaubt, nicht fühlen und ausdrücken zu dürfen. Mein Hinweis darauf, dass ungute Gefühle, die nicht ausgedrückt werden, einen Krankheitsschub auslösen können, lässt ihn aufhorchen. Er stellt sich die Frage, was denn passieren würde, wenn er seiner Ehefrau sagt, dass er ihre Fürsorge als erdrückend erlebt? Oder wenn er seinen Eltern gegenüber zum Ausdruck bringen würde, dass es nicht seine Aufgabe sein kann, sein Leben mit ihnen zu verbringen? Ihm wird immer mehr bewusst, dass er ein Recht auf ein eigenständiges Leben hat. Er muss nicht vor lauter Dankbarkeit eigene Wünsche und Interessen zurückstellen. Und er nimmt sich vor, sein Verhalten zu ändern.

Während des nächsten Besuchs bei den Eltern nimmt Joshua allen Mut zusammen, um ihnen mitzuteilen, dass es richtig war, sich von ihnen gelöst zu haben und dass er nicht für ihr Glück verantwortlich ist. Es kommt zu einem

Eklat. Die Eltern werfen ihm Undankbarkeit vor; seine Mutter weint. Trotz dieser unangenehmen Situation fühlt Joshua sich befreit. Er hat sich selbst eine Last von der Seele genommen. Von nun an möchte er seine Gefühle mehr zum Ausdruck bringen. Er hat gespürt, wie ihm das guttut.

Wenn er an seine beruflichen Perspektiven denkt, stellen sich Ängste ein. Gern möchte Joshua wieder arbeiten. Aber mit seinen Gelenkbeschwerden scheint ihm weder eine Arbeit am PC noch die Beschäftigung mit einer Kindergruppe möglich. Da er seit fünf Jahren nicht mehr berufstätig ist, fehlt ihm auch die nötige Erfahrung, was vielleicht doch noch möglich sein könnte. Wir besprechen, einen Versuch, ehrenamtlich mit Kindern für einige Stunden in der Woche zu arbeiten, zu starten. Zufälligerweise werden gerade Helfer für die Grundschule gesucht, die Kinder bei Leseschwierigkeiten unterstützen sollen. Joshua kann auf diesem Weg neue Erfahrungen machen. Er nimmt dieses Angebot für zwei Stunden in der Woche an; es macht ihm Spaß, „rauszukommen" und den Kindern zu helfen.

Da davon ausgegangen wird, dass immunologische Prozesse auch mit Hilfe von Suggestionstechniken beeinflusst werden können, schlage ich Joshua vor, ein Bild zu entwickeln, wie er wieder gesund werden könnte. Wie bereits mehrmals erwähnt, kann unser Gehirn kaum zwischen einer tatsächlichen Erfahrung und einer intensiv erlebten Vorstellung unterscheiden. In beiden Fällen werden körpereigene Selbstheilungskräfte aktiviert, die den Entzündungszustand in den Gelenken wieder senken können. Nach einigem Nachdenken entwickelt Joshua die Vorstellung von einer Reinigungstruppe, die sich in seinem Körper ausbreitet, um seine kranken Gelenke zu säubern. Dieses Bild belustigt ihn. Aber er ist erstaunt, dass es bei ihm dazu führt, sich körperlich weniger eingeschränkt zu erleben.

Langsam reift in Joshua die Erkenntnis, dass man auch mit körperlichen Einschränkungen recht gut leben kann. Da der Krankheitsprozess doch bereits ziemlich weit fortgeschritten ist, wird möglicherweise sein Körper nicht wieder völlig gesund. Aber er kann ausprobieren, was möglich ist und seine Grenzen austesten bzw. sogar erweitern. Joshua nimmt sich vor, nicht wie bisher zu resignieren, sondern aktiv sein Leben wieder in die Hand zu nehmen.

Im Laufe unserer Gespräche bitte ich ihn immer mal wieder, den Ausprägungsgrad seiner Gelenkbeschwerden einzuschätzen. Während er zu Beginn seine Beschwerden als sehr stark einschätzte, bewertet er sie zum Schluss als eher leicht. Wenngleich Joshua am Ende der Therapie nicht völlig symptomfrei ist, fühlt er sich doch beweglicher und insgesamt befreiter. Das Gefühl der Unbeweglichkeit ist aus seinem Leben verschwunden.

5.6 Lähmungen der linken Körperseite

Ausgangssituation

Die 45-jährige Rita wird als Notfallpatientin in die Klinik eingeliefert. Lähmungen der linken Körperseite weisen auf einen Schlaganfall hin. Die im Krankenhaus erhobenen Untersuchungsbefunde bestätigen diese Diagnose aber nicht. Aufnahmen des Gehirns zeigen nicht die typischen Ursachen von Schlaganfällen. Es findet sich weder eine Hirnblutung noch ein verstopftes Blutgefäß. Alles sieht normal aus.

Körper

Rita kann ihren linken Arm und ihr linkes Bein kaum noch bewegen. Alles fühlt sich taub an. Die Symptome traten plötzlich auf. Für ca. 10 Minuten nach ihrem Beginn verlor sie das Bewusstsein.

Nach einigen Tagen, die Rita zur Beobachtung in der Klinik verbrachte, verschwanden die Lähmungen wieder von ganz allein.

Psyche

Rita ist seit langem erschöpft. Sie leidet unter Schlafstörungen; ihre Stimmung ist gedrückt. Oft hat sie den Eindruck, wie betäubt durch ihren Alltag zu gehen.

Seit mehreren Jahren pflegt sie ihren 20 Jahre älteren, dementen Ehemann. Dafür hat sie sich von ihrer Arbeit als Büroangestellte beurlauben lassen. Sie möchte ihrem kranken Mann mit ganzer Kraft zur Verfügung stehen. Rita weiß, dass sie keine Dankbarkeit von ihm erwarten kann. Seine aggressiven Ausbrüche machen sie aber wütend. Sie versucht diese Gefühle beiseite zu schieben. Dass sie manchmal den Gedanken hat, der Situation zu entfliehen, einfach wegzulaufen, löst quälende Schuldgefühle in ihr aus.

Psychisch-körperlicher Zusammenhang

Rita befindet sich in einer psychischen Notfallsituation. Wut und Ärger auf ihre Lebensumstände erlebt sie als bedrohliche Gefühle, die sie mit sich nicht in Einklang bringen kann. Ihr Selbstwertgefühl ist geprägt durch die selbst auferlegte

Verpflichtung, ihren Ehemann zu pflegen. Dem ausweglosen Konflikt, sich zur Pflege verpflichtet zu fühlen und zugleich starke Wut auf die Belastung zu fühlen, löst sie, indem sie Wut und Ärger auszublenden versucht.

Es wird vermutet, dass in psychischen Notfallsituationen körpereigene Schmerzdämpfer ausgeschüttet werden, die nicht nur die Psyche, sondern auch den Körper betäuben (Zubieta et al., 2001). Das bedeutet, dass nicht nur Ritas Gefühle, ihre Wut und ihr Ärger betäubt werden, sondern auch Teile des Körpers. Rita kann ihren linken Arm und ihr linkes Bein kaum mehr bewegen, die gesamte Körperseite fühlt sich taub an. Diese unbewusste Notfallreaktion dient als Schutz vor dem als unerträglich erlebten Konflikt.

Körperlich kommt es zu Lähmungserscheinungen. Psychisch zeigt sich lähmende Unfähigkeit, den Konflikt zu lösen.

Die Behandlung

Rita glaubt, als Simulantin von den Ärzten abgeschoben zu werden. Nur, weil bisher nichts Körperliches gefunden werden konnte, bedeutet das in ihren Augen noch lange nicht, dass sie nicht organisch erkrankt ist. Schließlich sind Lähmungen an Arm und Bein aufgetreten. Ihre körperlichen Beschwerden waren massiv. Rita fürchtet deshalb, dass die Lähmungen erneut auftreten. Sie schimpft über die Unfähigkeit der Ärzte.

Meine Erklärung, dass der Körper in psychisch unerträglich schmerzhaften Konfliktsituationen selbst Schmerzdämpfer produziert, die zu Lähmungserscheinungen führen können, überzeugt sie nicht. Natürlich weiß sie, dass ihre Lebenssituation sehr schwierig ist. Darum ist es ihres Erachtens auch normal, dass sie sich erschöpft und abgeschlagen fühlt. Dass der Körper diese Gefühle als Lähmungen zum Ausdruck bringen kann, bleibt ihr jedoch unbegreiflich. Sie ist aber bereit, über ihre schwierige Lebenssituation mit mir zu sprechen. Die großen Belastungen, die das Leben mit einem dementen Partner mit sich bringt, kommen ausführlich zur Sprache. Rita berichtet, dass sie quasi Tag und Nacht zur Verfügung stehen muss. Es ist bereits vorgekommen, dass ihr Mann nachts im Schlafanzug auf die Straße gelaufen ist. Darum verschließt sie jetzt abends die Haustür, was aber dazu führt, dass sie durch sein Poltern gegen die Tür geweckt wird. An geruhsamen Schlaf ist also nicht zu denken. Auch tagsüber kann sie ihren Mann kaum aus den Augen lassen: Vor einiger Zeit ist es fast zu einem Brand gekommen, weil er versucht hat, eine Kerze anzuzünden, als sie kurz den Raum verlassen musste.

Unabhängig von solchen Schreckmomenten erlebt sie es als sehr belastend, nie etwas für sich allein machen zu können. Rita bedauert, keine Kinder zu haben, die ihr bei der Betreuung möglicherweise helfen könnten. Lediglich eine Cousine ist bereit, hin und wieder einmal für kurze Zeit ins Haus zu kommen, damit sie die nötigen Einkäufe erledigen kann.

Als ich nachfrage, ob sie mal daran gedacht, wenigstens zeitweise einen Pflegedienst in Anspruch zu nehmen, stoße ich auf massiven Widerstand. Ich erfahre, dass sie eine außerhäusige Betreuung als Verrat an ihrem Ehemann empfinden würde. Jedenfalls will sie sich nicht wie ihre Mutter verhalten, die ihren krebskranken Vater allein in einem Hospiz hatte sterben lassen, da sie lieber auf Reisen gehen wollte. Mein Vorschlag ruft eine Menge Wut in ihr hervor. Sie betont, bei mir lernen zu wollen, wie sie ihre schwierige Lebenssituation besser ertragen kann. Auf „unmoralische" Vorschläge verzichte sie gern. Alles deutet darauf hin, dass Rita mit unseren Gesprächen sehr unzufrieden ist und dass sie sie nicht fortsetzen möchte.

Hilfe in der festgefahrenen Situation kommt von unerwarteter Seite. Rita wird erneut mit Lähmungen in die Klinik eingewiesen; auch diesmal sind keine typischen Anzeichen für einen Schlaganfall festzustellen. Aber der behandelnde Arzt macht einen Test, mit dem gezeigt werden kann, dass die Lähmungen keine organische Ursache haben. Flach auf dem Rücken liegend, wird Rita gebeten das gesunde Bein anzuheben und das kranke liegen zu lassen. Bei dieser Übung spannt man normalerweise die Muskulatur des liegenden Beins unwillkürlich gegen die Unterlage an. Ist das Bein gelähmt, geht das natürlich nicht. Rita ist aber in der Lage, das liegende Bein anzuspannen. Sie reagiert also wie ein körperlich unversehrter Mensch. Sie kann willentlich die Muskeln im linken Bein nicht anspannen, unwillkürlich gelingt es ihr jedoch.

Dieser zweite Klinikaufenthalt bringt die Wende. Ritas Bereitschaft zur Mitarbeit ist deutlich gestiegen. Wir nehmen unsere Gespräche über ihre schwierige Lebenssituation wieder auf und suchen nach Lösungen. Ritas Motivation ist gestiegen, da sie fürchtet, immer wieder krank zu werden und unter Lähmungen zu leiden. Sie denkt darüber nach, was dann mit ihrem Mann passieren würde. Wenn ihre Betreuung ausfällt, würde ihm nur ein Heim bleiben. Schon allein um das zu verhindern, darf sie nicht dauerhaft krank werden. Sie muss sich um sich selbst kümmern, um gesund zu bleiben.

Für zwei Nachmittage in der Woche engagiert sie eine Pflegerin, um sich zu entlasten. Und sie ist erstaunt, dass die Pflegerin und ihr Ehemann gut miteinander zurechtkommen.

Die freien Nachmittage nutzt sie, um etwas für sich selbst zu tun. Sie geht spazieren, oder sie schaut sich einen Film im Kino an. Rita hat das Gefühl, wieder ein wenig am Leben teilzunehmen.

Vor langer Zeit hatte ihr Hausarzt ihr eine Selbsthilfegruppe für Menschen empfohlen, die nahe Verwandte pflegen. Sie nimmt Kontakt zu der Gruppe auf und stellt fest, wie entwöhnt sie vom Leben jenseits der Pflege ist. Wenn auch alle Betroffenen in der Gruppe Pflegearbeiten übernehmen, so führen die meisten von ihnen doch auch noch ein anderes Leben: Sie üben einen Beruf aus (wenn auch mit reduzierter Stundenzahl); sie treiben Sport oder treffen FreundInnen. Rita fühlt sich immer mehr ermutigt, sich die zwei freien Nachmittage in der Woche zu gönnen.

Auch Alltagsprobleme im Umgang mit den zu Pflegenden kommen in der Gruppe zur Sprache. Das ist sehr hilfreich, weil Rita bisher glaubte, ihre Sache nicht gut genug gemacht zu haben, wenn es Probleme mit ihrem Mann gab. Nun merkt sie, dass andere Menschen ähnliche Probleme wie sie selbst haben. Das tut gut.

Wenn sich auch manchmal noch das Gefühl einstellt, dass es nicht richtig ist, den kranken Mann einer fremden Person zu überlassen, hat Rita mittlerweile doch erkannt, dass der Weg, sich um sich selbst zu kümmern, notwendig ist, um langfristig gesund zu bleiben. Ob sie sich traut, sich weiter zu entlasten, indem sie der Pflegerin einen weiteren Nachmittag überträgt, weiß sie noch nicht. Sie nimmt sich Zeit, um darüber nachzudenken, wie es für sie weitergehen kann. Bisher sind die Lähmungen nicht wieder aufgetreten.

5.7 Eine chronische Blasenentzündung

Ausgangssituation

Die 50-jährige Hanna leidet seit Jahren unter immer wieder kehrenden Blasenentzündungen. Die Beschwerden treten im Abstand von zwei bis drei Monaten nach jeweils beschwerdefreien Zeiten wiederholt auf. Zwar verschwinden sie stets mit Hilfe von Antibiotika. Hanna macht sich aber Sorgen, dass die Medikamente irgendwann nicht mehr wirken. Bei vorangegangenen Blasenbeschwerden waren auch nicht immer Bakterien gefunden worden, trotz intensiver Schmerzen.

Körper

Die Symptome sind häufiger Harndrang und Brennen beim Wasserlassen. Dazu kommen Krämpfe und quälende Schmerzen im Unterleib, die manchmal nur 15 Minuten, manchmal aber auch über mehrere Stunden anhalten.

Die Ärztin stellt die Diagnose einer chronischen Blasenentzündung. Dass zeitweilig keine Bakterien als Ursache der Beschwerden gefunden werden, erklärt sie damit, dass Hannas Muskelanspannung erhöht ist, was mit Schmerzen einhergeht. Hanna hat den Eindruck, dass sie übertreibt und sich das Ausmaß der Beschwerden nur einbildet.

Psyche

Hanna setzt sich ständig unter Druck. Sie will alles perfekt machen. Ihre Einstellung ist: Was ich mache, muss hundertprozentig sein. Sie kommt selten zur Ruhe. Am Abend denkt sie oft darüber nach, was sie alles tagsüber nicht geschafft hat.

Für die Betreuung der beiden 14- und 10-jährigen Töchter fühlt sie sich weitgehend allein verantwortlich. Zwar kümmert sich auch ihr Mann um die Kinder. Hanna ist aber der Meinung, dass er vieles einfach nicht richtigmacht. So macht er sich ihrer Meinung nach zu wenig Gedanken über die Schullaufbahn der Mädchen, hält die beiden nicht zum Lernen an und kümmert sich auch zu wenig um eine gesunde Ernährung.

In ihrem Beruf als Ergotherapeutin in einem Kinderkrankenhaus setzt sie sich hohe Ziele; jedes Kind soll optimal gefördert werden. Zeigen Behandlungen nicht die gewünschten Erfolge, neigt Hanna dazu, sich selbst die Schuld daran zu geben. Ihre Behandlung war eben nicht gut genug.

Ihrem Mann gegenüber hat sie oft das Gefühl, nicht zu genügen. Für gemeinsame Aktivitäten ist sie meistens zu müde. An Sex ist sie kaum noch interessiert. Als junges Mädchen musste sie einmal einen sexuellen Übergriff durch einen entfernten Verwandten erleiden. Darüber gesprochen hat sie bisher mit niemandem – auch nicht mit ihrem Mann. Sie hat das Gefühl, dass ihr Desinteresse an Sexualität auch mit diesem Erlebnis zusammenhängen könnte.

Psychisch-körperlicher Zusammenhang

Hanna hat überhöhte Anforderungen an sich selbst. Sie will alles perfekt machen. Ihre hohe innere Anspannung geht mit einer Aktivierung des sympathischen Nervensystems und einer dauerhaft verspannten Muskulatur einher. Die schmerzhaften Muskelverhärtungen treten im Unterleib auf, im Bereich der Vagina, Blase und Harnröhre. Es ist zu vermuten, dass der sexuelle Übergriff den Unterleib für schmerzhafte Anspannungen anfällig gemacht hat. Die traumatischen Erfahrungen sind im Körper verankert.

Die muskuläre Anspannung führt zu einer Gefäßengstellung mit Mangeldurchblutung und in der Folge zu einer verminderten Abwehr von Bakterien. Auf diesem Weg kommt es immer wieder zu bakteriellen Blasenentzündungen. (Günthert, 2013).

Es entsteht ein Teufelskreis: Hannas anhaltende psychische Anspannung geht mit schmerzhafter muskulärer Anspannung einher. In der Folge ist die Fähigkeit des Immunsystems eingeschränkt, Bakterien abzuwehren. Immer wieder kehrende Blasenentzündungen treten auf.

Psychisch zeigt sich Hannas Perfektionismus in Form einer hohen inneren Anspannung. Körperlich führt der Perfektionismus zu schmerzhaften Muskelverspannungen und einer verminderten Abwehr von Bakterien im Blasenbereich.

Die Behandlung

Hanna muss lernen, loszulassen. Das betrifft sowohl ihre überhöhten Forderungen an sich selbst als auch ihre Körperanspannung.

Zuerst einmal versuchen wir Möglichkeiten zu finden, um den schmerzenden Unterleib zu entspannen. Ich schlage Hanna eine Übung vor, die der Progressiven Muskelentspannung entstammt. Die Übung sieht so aus, dass die Muskulatur von Bauch und Becken zuerst angespannt wird, um sie dann, in einem zweiten Schritt, wieder zu lockern. Die Anspannung muss bewusst wahrgenommen werden, bevor sie gelockert werden kann. Auf diesem Weg lernt Hanna, auch den schmerzenden Körperbereich bewusst zu spüren und ihn zu entspannen.

Da Hanna diese Übung als sehr angenehm erlebt, macht sie sich auf die Suche nach weiteren Möglichkeiten, um die Muskulatur im Unterleib zu lockern. Von einer Körpertherapeutin lässt sie sich mit Massagen verwöhnen. Auch das hilft, eine wohltuende Entspannung zu erzeugen.

Ich erkläre Hanna den Zusammenhang zwischen psychischer Anspannung, schmerzhaften Muskelverspannungen und immer wieder auftretenden Blasenentzündungen. Außerdem versuchen wir, ihre innere Anspannung und ihr Streben nach Perfektionismus zu ergründen. Warum fühlt sie sich ständig unter Druck? Warum muss alles, was sie in die Hand nimmt, perfekt sein? Hat sie vielleicht in wichtigen Lebensbereichen versagt? Oder gibt es einen Grund, mit sich unzufrieden zu sein? Wird sie von anderen Menschen, ihrem Mann, ihren FreundInnen oder ArbeitskollegInnen kritisiert? Wird sie nicht gemocht?

Hanna denkt über all das nach. Ihr fällt keine Situation ein, in der sie glaubt, völlig versagt zu haben. Sie kann sich auch der Zuneigung ihres Mannes und ihrer FreundInnen sicher sein. Ihr Mann bestätigt immer wieder, dass er sie liebt und FreundInnen und KollegInnen schätzen sie. Trotzdem fühlt sie so gar keine Zufriedenheit mit sich selbst. Ich frage sie, ob sich hinter ihrem Gefühl, alles perfekt machen zu müssen, vielleicht noch ein weiteres Gefühl zeigt. Nach einigem Nachdenken meint Hanna, ganz viel Angst zu spüren. Das ist merkwürdig, weil dieses Gefühl überhaupt nicht zu den geschilderten Beziehungen und dem bisher Erlebten passt.

Ich möchte der Sache auf den Grund gehen. Wenn ein Gefühl rein gar nicht zu der Situation, in der es auftritt, passt, dann hängt das oft mit vergangenen Erlebnissen zusammen. Mit Erlebnissen, in denen das Gefühl – hier die Angst – seine Berechtigung hatte. Ich möchte frühe Erinnerungen wecken, die möglicherweise von der Angst bestimmt waren und die bis heute Hannas Gefühle beherrschen – ohne das ihr dies bewusst ist. Wir machen eine kleine Übung.

Ich bitte Hanna die Augen zu schließen und sich auf das Gefühl der Angst zu konzentrieren. Zugleich soll sie das Gesicht Ihres Mannes möglichst konkret vor ihrem inneren Auge auftauchen lassen. Dann bitte ich sie, das Gesicht ihres Mannes auszublenden und sich nur noch auf ihr Gefühl der Angst zu konzentrieren. Zusammen mit der Angst soll sie in den Nebel der Vergangenheit eintauchen und abwarten, ob konkrete Situationen hervortreten, in denen das gleiche Gefühl der Angst bereits vorhanden war, möglicherweise in einem ganz anderen Lebensalter, in einer ganz anderen Lebenssituation.

Hanna sitzt mir schweigend gegenüber. Die Zeit vergeht. Als sie die Augen öffnet, wirkt sie ein wenig benommen. Ich lasse ihr Zeit. Ich spüre, dass sie mit einer belastenden Erinnerung beschäftigt ist. Sie erzählt, dass eine Situation aufgetaucht ist, an die sie lange nicht mehr gedacht hat. Sie sah sich selbst als kleines Mädchen, vielleicht mit fünf oder sechs Jahren. Die Nachbarn waren zu Besuch. Ihre Mutter schaute vorwurfsvoll; Hanna hatte Faxen gemacht, war wild rumgerannt und hatte sich in den Augen der Mutter schlecht benommen. Und sie hört den Satz, der ihr ins Ohr gezischt wird „Benimm dich, mach mir keine Schande.“ Da war es wieder: das Gefühl der Angst. Das gleiche Gefühl, dass sie noch heute beherrscht, und dass sie dazu treibt, alles richtig und perfekt machen zu wollen.

Wir besprechen das aus der Vergangenheit aufgetauchte Erlebnis. Hanna erinnert sich, dass die Mutter allgemein viel an ihr auszusetzen hatte. Sie wollte eine Vorzeigetochter haben. Dem konnte sie als Kind offenbar nicht genügen. Sie war nicht die Tochter, die die Mutter sich wünschte.

Hanna gesteht sich ein, dass sie sich nicht sicher ist, ob die Mutter nicht Recht hatte: dass sie ein schlechtes Kind war, das sich oft nicht gut benommen hat. Nachdenklich fügt sie noch hinzu, dass sie auch heute noch bezweifelt, ein guter Mensch zu sein. Sie befürchtet, ihr Mann und ihre ArbeitskollegInnen werden das irgendwann merken und sie dann nicht mehr lieben und achten wie bisher.

Wir sind an einem wichtigen Punkt angekommen. Hanna glaubt, nicht gut genug zu sein und hat Angst, von ihrem Mann und ihren KollegInnen als das erkannt zu werden, was sie selbst von sich denkt: nämlich eine schlechte, unfähige Frau zu sein. Ohne dass ihr es bisher bewusst war, hat sie die Meinung Ihrer Mutter übernommen.

Dass Hanna als erwachsene Frau Ähnliches über sich selbst denkt wie einst die Mutter, ist nicht überraschend. Ein Teil von uns übernimmt die Bewertung von Mutter oder Vater. Sie macht sich als innere Stimme bemerkbar. Und diese vermag, ohne dass uns das bewusst werden muss, Gefühle und Handlungen steuern.

Ich möchte gern wissen, ob das denn stimmt, was die innere Stimme sagt. Hanna soll prüfen, ob vielleicht noch andere Stimmen in ihr auftauchen, die nicht mit der Meinung der Mutter übereinstimmen. So interessieren mich zum Beispiel die Gefühle des kleinen Mädchens, das Hanna einmal war. Ich bitte die erwachsene Hanna zu versuchen, sich zu erinnern, wie es der kleinen Hanna damals ging.

Trotz aller Anstrengungen fällt Hanna aber nichts ein. Sie meint, ihr Kopf fühle sich völlig leer an. Lediglich ein krampfartiges Stechen im Bauch ist da. Das ist eine wichtige Erfahrung. Die schmerzhaften Erfahrungen, die sie als kleines Mädchen machen musste, von der Mutter nicht so geliebt zu werden, wie sie es sich wünschte, sind im Körper verankert. Hanna will die Angst, nicht liebenswert zu sein, nicht wahrnehmen und wehrt sie ab. Lediglich der Körper bringt das Gefühl durch die schmerzhaft verkrampfte Muskulatur zum Ausdruck, auch wenn ihr Kopf das lieber nicht wissen möchte.

Die Angst, die Hanna über ihren Körper wahrnimmt, hat nichts mit ihrer aktuellen Lebenssituation zu tun. Hanna erkennt, dass sie Erfahrungen der Vergangenheit auf die Gegenwart überträgt. Heute gibt es keinen Grund anzunehmen, dass sie eine wenig liebenswerte Frau ist, die fürchten muss von anderen Menschen kritisiert und nicht geachtet zu werden. Ihre überhöhten Anforderungen, mit denen sie sich immer wieder aufs Neue beweisen muss, gut und liebenswert zu sein, sind nicht angemessen.

Hanna wirkt sehr nachdenklich. Sie meint, wenn angstauslösende Bilder im Körper Krämpfe hervorrufen können, dann müssten doch angenehme Bilder möglicherweise positive Körperreaktionen bewirken. Die Frage beschäftigt sie, weil sie ein Erlebnis hatte, das sie eigentlich nicht erzählen will, weil es ihr zu absurd vorkommt. Während ihres Termins bei ihrer Urologin traten die Blasenschmerzen wieder auf. Da keine Bakterien im Urin gefunden worden waren, bot die Ärztin Medikamente zur Muskelentspannung an. Als Hanna dann die Praxis verließ, wollte sie noch einige Besorgungen erledigen, aber die Beschwerden führten dazu, dass sie beschloss, lieber sofort nach Hause zu fahren. Sie war bereits auf dem Weg zu ihrem Auto, als sie starke Wut überkam. Verspannte Muskeln tun weh, sind aber nicht wirklich gefährlich, sagte sie sich. Sie hatte keine Lust mehr, ihr Leben von Schmerzen bestimmen zu lassen. Plötzlich war da eine Vorstellung; woher sie kam, kann sie nicht sagen: die Vorstellung, dass ein heilender Strahl den Körper durchläuft. Als Hanna ihr Auto erreichte, waren die Schmerzen weg. Es kommt ihr noch heute wie „Hexerei" vor. Jedenfalls konnte sie ihre Besorgungen dann in aller Ruhe erledigen.

Ich bin beeindruckt. Hanna hat eine wichtige Entdeckung gemacht: Bestimmte Bilder und Vorstellungen können den Körper entspannen. Keineswegs handelt es sich hierbei um „Zauberei", erkläre ich ihr. Innere Bilder sind mit Gefühlen verbunden und wirken auf unser Gefühlszentrum im Gehirn. Dieses kann nicht mit absoluter Sicherheit unterscheiden, ob es sich bei dem Bild um eine tatsächliche Erfahrung handelt oder eben nur um eine Vorstellung. Die Reaktion ist in beiden Fällen ähnlich. Selbstheilungskräfte werden aktiv und bewirken Veränderungen in unserem Körper, zum Beispiel eine Entspannung der Muskulatur. Hanna bekommt die Aufgabe, diese Vorstellung vom heilenden Strahl, die ihr geholfen hat, so oft wie möglich durchzuführen. Durch ständige Wiederholung lernt der Körper, wieder gesund zu werden. Der Teufelskreis von körperlicher Verspannung, verminderter Abwehr von Bakterien und chronischer Blasenentzündung könnte so gestoppt werden.

Nach diesem Gespräch fühlt Hanna sich beschwingt und sie möchte die Psychotherapie beenden. Sie hat verstanden, warum sie so oft krank ist und Hilfen an die Hand bekommen, den Krankheitsprozess zu stoppen.

Ich werfe ein, dass es meines Erachtens noch einiges zu tun gibt. Hannas Anspannung sitzt im Unterleib, nicht im Rücken oder Brustbereich. Der erlebte sexuelle Übergriff hat offenbar den Ort des Krankheitsgeschehens bestimmt. Dieses schlimme Erlebnis sollte besprochen werden. Das möchte Hanna aber nicht. Sie meint, schließlich wisse sie doch, dass ihr Unrecht getan worden ist. Aus den Tiefen ihres Bewusstseins die alten Erfahrungen hoch zu holen, erscheint ihr furchterregend.

Ich muss mich damit abfinden, dass das Thema, das mir noch wichtig erscheint, nicht besprochen werden kann. Hannas Entschluss steht fest. Ich gebe ihr mit auf den Weg, sich jederzeit wieder an mich wenden zu können, wenn sie an dem Thema doch noch arbeiten möchte.

5.8 Colitis ulcerosa – eine entzündliche Darmerkrankung

Ausgangssituation

Bei der 20-jährigen Iris wurde Colitis ulcerosa festgestellt. Hierbei handelt es sich um eine chronisch entzündliche Darmerkrankung, die im Wesentlichen in Schüben verläuft. Sie kann relativ mild ausfallen oder aber mit starken Symptomen einhergehen. Die Ursache der Erkrankung ist nicht abschließend geklärt, eine vollständige Heilung wird ausgeschlossen. Mit Hilfe von Medikamenten kann aber versucht werden, die Symptomatik zu reduzieren.

Bei der Erkrankung wird von einem fehlgesteuerten Immunsystem mit einer überschießenden Entzündungsreaktion ausgegangen. Die Entzündungsreaktion beschädigt nach und nach die gesunde Schleimhaut.

Körper

Iris leidet unter krampfartigen Bauchschmerzen und häufigen Durchfällen, oft mit Blut und Schleim vermischt. Die Beschwerden bestehen seit ca. einem Jahr. Sie traut sich kaum noch das Haus zu verlassen, da sie außerhalb des Hauses nicht immer wissen kann, wo sich eine Toilette befindet. Ihre Aktivitäten sind dadurch sehr eingeschränkt.

Psyche

Iris geht davon aus, dass ihre Krankheit genetisch bedingt ist, da ihre Mutter ebenfalls an Colitis ulcerosa leidet. Das stimmt sie sehr pessimistisch. Wenn es sich um eine vererbte Krankheit handelt, scheinen ihre Möglichkeiten, die Krankheit zu bewältigen, doch sehr eingeschränkt zu sein. Iris fühlt sich anderen Menschen unterlegen. Sie hat stets das Gefühl, andere seien besser als sie. Darum weicht sie möglichen Auseinandersetzungen mit FreundInnen oder KollegInnen aus. Sie neigt dazu, sich anzupassen und sich mit ihrer Meinung zurückzuhalten. Darüber hinaus hat sie den Eindruck, ihre Gefühle gar nicht richtig zu kennen. Wenn sie beispielsweise von einer Freundin kritisiert wird und sie der Meinung ist, die Kritik ist unberechtigt, dann stellen sich häufig Zweifel bei ihr ein. Sie fragt sich dann, ob sie wirklich das denkt und fühlt, was sie der Freundin gesagt hat. Diese Unsicherheit irritiert sie sehr.

Psychisch-körperlicher Zusammenhang

Iris hat ein nur schwach ausgeprägtes Selbstwertgefühl. Im Umgang mit anderen Menschen fühlt sie sich unterlegen und unsicher. Sie hat Schwierigkeiten, sich zu behaupten und sich von anderen abzugrenzen. Was sie fühlt und was sie sich wünscht, weiß sie oft nicht so genau. Das sind anhaltende Belastungen, unter denen sie leidet, und die als Stressoren wirken.

Das psychische Leid hat auch Einfluss auf den Körper. Anhaltende Probleme und schwierige psychische Situationen gehen mit einer vermehrten Ausschüttung von Stresshormonen und einer Veränderung des Immunsystems mit überschießenden Entzündungsreaktion einher. Es ist zu vermuten, dass der Magen-Darm-Bereich als Ort des Krankheitsgeschehens sich entwickelte, weil Iris der festen Überzeugung ist, dass sie die Krankheit von der Mutter geerbt hat. Ihr Glaube, für die Erkrankung prädestiniert zu sein, hat den Magen-Darm-Trakt als besonders empfängliches Organ für körperliche Störungen festgelegt.

Psychisch ist Iris' schwaches Selbstwertgefühl, das durch Selbstunsicherheit, mangelnde Fähigkeit zur Selbstbehauptung und Unsicherheit den eigenen Gefühlen und Wünschen gegenüber gekennzeichnet ist, als chronische Belastung anzusehen. Körperlich führt die Dauerbelastung zu einer erhöhten Stresshormonproduktion, die zu einer Fehlfunktion des Immunsystems mit vermehrten Entzündungsprozessen im Darmbereich führt.

Behandlung

Zu Beginn der Behandlung sprechen wir über Iris' Annahme, ihre Krankheit sei genetisch bedingt, weil auch ihre Mutter darunter leidet. Darüber hinaus hat auch ihr Arzt sie in dieser Annahme unterstützt. Diese Überzeugung ist wenig hilfreich, um Gesundungsprozesse anzustoßen. Sie dient als festgefahrenes „Glaubensbekenntnis" eher dazu, den Krankheitsprozess zu verstärken. Die negativen Gedanken aktivieren den Stressbereich und es kommt zur vermehrten Ausschüttung von Stresshormonen, die eine krankheitsfördernde Wirkung haben. Darum ist es wichtig, Iris' Überzeugung zu relativieren und eine eher auf Gesundung ausgerichtete Hoffnung in die Wege zu leiten.

Ich informiere Iris darüber, dass Gene sich nicht aus sich selbst entwickeln, sondern stets äußere Faktoren hinzukommen müssen, um sie zu aktivieren. Gene beinhalten lediglich die Anlage zur potenziellen Entwicklung einer Erkrankung. Nur die Anlage kann vererbt werden, jedoch bricht durch sie allein die Erkrankung noch lange nicht aus. Es müssen äußere Faktoren vorhanden sein, die den Anstoß zur Entwicklung der Krankheit geben. Unter diesem Aspekt ist es wichtig zu lernen, wie mit Belastungen umgegangen bzw. wie sie reduziert werden können, wenn ein Ausbruch bzw. die Zahl neuer Krankheitsschübe verringert werden sollen.

Iris ist überrascht, als sie erfährt, dass Gene kein unabänderliches Schicksal darstellen. Nun schöpft sie wieder ein wenig Hoffnung. Und Hoffnung ist ein hilfreiches Gefühl, da auf diesem Weg Glückshormone ausgeschüttet werden die den Körper in einen gesundheitsfördernden Zustand versetzen. Iris weiß nun, dass sie selbst etwas tun kann, um den Krankheitsprozess zu beeinflussen.

Wir wenden uns ihren Alltagsproblemen zu, die sie daran hindern, angenehmen Aktivitäten außerhalb des Hauses nachzugehen. Sie fürchtet bei Ausflügen im Freien oder bei Aufenthalten in Bus oder Bahn, auch auf dem Weg, wenn sie FreundInnen besuchen möchte, dringend eine Toilette zu benötigen, die aber dann nicht da ist. In ihrer Phantasie sieht sie sich eingekotet dastehen und von umstehenden Menschen mit Verachtung und Ekel angesehen zu werden.

Ich möchte wissen, wie realistisch Iris diese Vorstellung einschätzt. Als ich sie frage, ob ihr so etwas bereits passiert ist, verneint sie dies. Das ändert aber nichts an ihren Ängsten. Sie geht davon aus, dass es bei ihrer Erkrankung passieren könnte.

Was kann sie also tun, um ihre Ängste zu reduzieren ohne ihr Leben wie bisher einzuschränken? Wir stellen ein paar Möglichkeiten zusammen. Im Vorfeld lässt sich in aller Regel (etwa über Google Maps) eruieren, wo sich öffentliche Toiletten befinden. Da Iris in einer großen Stadt wohnt, gibt es hier ein recht großes Angebot. Öffentliche Verkehrsmittel kann sie zur Not rasch wieder verlassen und auch in Cafés und Restaurants besteht eine gute Möglichkeit, Hilfe zu finden. Die Chance, eine Toilette im Notfall zu erreichen, ist insgesamt also recht groß. Diese realitätsbezogene Betrachtung hilft Iris, die Bewältigung dieses Alltagsproblems zuversichtlicher zu betrachten. Sie schöpft wieder ein wenig Mut.

Thematisiert wird auch ihr schwaches Selbstwertgefühl. Ich frage Iris, warum sie denn glaubt, dass andere Menschen besser sind als sie selbst und weshalb sie denkt, dass sie anderen unterlegen ist. Sie kann sich das selbst nicht erklären, aber dieses Gefühl stellt sich unweigerlich immer wieder bei ihr ein. Sie erlebt es bei ihrer Arbeit als Steuerfachangestellte, aber auch bei Kontakten im Freundes- und Bekanntenkreis. Neue Kontakte fürchtet sie, da sie stets das Gefühl hat, dass der unbekannte Mensch auf sie herabschaut.

Als ich Iris frage, ob es denn Hinweise darauf gibt, dass andere Menschen auf sie herabschauen, kann sie das nicht bestätigen. Ihr ist bewusst, dass es sich nur um ein Gefühl handelt, das aber sehr tief in ihr verankert ist. Woher kommt dieses Gefühl, das auf dem Glaubenssatz basiert, von anderen schlecht angesehen zu werden?

Mit Glaubenssätzen verbundene Gefühle, die konträr zur aktuellen Situation stehen, haben in der Vergangenheit sehr wahrscheinlich eine Berechtigung gehabt. Darum bitte ich Iris, sich auf dieses Gefühl, dass andere auf sie herabschauen, zu konzentrieren. In einer entspannten Position – sie legt sich dazu auf die Couch – soll sie zu diesem Thema frei assoziieren. Möglichst alles was ihr einfällt, sämtliche Gedanken, erlebte Situationen, Bilder, Phantasien soll sie versuchen achtsam wahrzunehmen.

Nach einer Weile, Iris Körperhaltung drückt eine große Anspannung aus, beendet sie diese kleine Übung. Sie berichtet, dass sehr viel aus ihrer Vergangenheit aufgetaucht ist, an das sie nicht gern denkt. Ich erfahre, dass Iris zusammen mit ihrer Schwester in einer Familie aufgewachsen ist, die weitgehend sozial ausgegrenzt war. Die Mutter sei Alkoholikerin gewesen und es kam nicht selten vor, dass sie morgens total betrunken vor der Wohnungstür lag. Der Vater habe viel gearbeitet, sei oft auf Montage gewesen und habe versucht, das Verhalten der Mutter zu vertuschen. Iris erinnert sich, dass sie als Kind oft ohne Pausenbrot und mit ungewaschener Kleidung zur Schule gehen musste. Andere Kinder hätten sie gehänselt. Als kleines Mädchen habe sie den Vater manchmal angefleht, mit ihr und der Schwester wegzugehen und die Mutter zu verlassen. Er habe darauf aber nicht reagiert. Sie wundert sich noch heute, warum das Jugendamt nicht eingeschritten ist.

Die Situation, von anderen schlecht angesehen zu sein, hat Iris in ihrer Kindheit erlebt. Das Gefühl, andere seien „besser" als sie, hat sich damals entwickelt. Unser Selbstbewusstsein entsteht in Abhängigkeit von Erfahrungen, die wir mit den Menschen in unserer Kindheit machen. Bei Iris hat sich die Abwertung ihrer Familie bzw. die Abwertung, die sie von anderen Kindern erfahren musste, in Selbstabwertung gewandelt. Das Gefühl, andere sind besser als ich und schauen auf mich herab, stammt also aus einer anderen Zeit. Mit diesem Glaubenssatz überzieht sie ihre aktuellen Kontakte und Erlebnisse. Sie betrachtet die Gegenwart durch die Brille der Vergangenheit.

Mit dieser Erkenntnis fühlt sich Iris bereits ein wenig befreit. Bisher konnte sie sich ihr ständiges Gefühl, von anderen schlecht angesehen zu werden, nicht erklären. Nun versteht sie, wie es zu dieser Einschätzung gekommen ist. Ihr ist bewusstgeworden, dass es ihr Glaubenssatz ist und nicht die Meinung der anderen, wenn sie sich abgewertet fühlt. Sie nimmt sich vor, in Situationen, in denen das ungute Gefühl wieder auftritt, genau zu prüfen, ob es konkrete Hinweise darauf gibt, von ihrem Gegenüber nicht geschätzt zu werden.

Wenn ich an Iris belastende Kindheitserfahrungen denke, finde ich es bewundernswert, dass sie es im Leben trotzdem zu etwas gebracht hat: Sie hat eine fundierte Berufsausbildung gemacht, arbeitet in ihrem erlernten Beruf und hat FreundInnen und Bekannte, die sie offenbar schätzen. Als ich ihr meine Auffassung mitteile, ist sie überrascht. Sie meint, sie habe es so noch nie gesehen, dass sie stolz auf sich sein kann. In ihren Augen sei das doch alles selbstverständlich.

In diesem Zusammenhang fällt ihr ein, dass ihr Chef ihre Arbeit vor kurzem sehr gelobt hat. Das sei ihr aber eher unangenehm gewesen, weil sie gedacht habe, der Chef habe lediglich Mitleid mit ihr. Er sei ein sehr fürsorglicher Mensch und wolle ihr auch mal etwas Freundliches sagen. Nun ist Iris besser in der Lage, das erfahrene Lob in einem anderen Licht zu sehen. Sie kann die Möglichkeit erkennen, dass es sich um eine ernsthafte Wertschätzung ihrer Arbeit handelt. Das tut gut.

Wir besprechen auch, wie es ihr denn geht, wenn sie sich anderen unterordnet und ihre Meinung oder ihre Wünsche nicht äußert. Iris betont, dass sie sich damit unwohl fühlt. Sie nimmt das als Belastung wahr. Freundlich zustimmend zu nicken, obwohl sie die Meinung eines anderen Menschen nicht teilt, lässt in ihr ein ungutes Gefühl zurück. Sie würde das gern ändern, weiß aber nicht, wie sie das bewerkstelligen kann. Um es sich ein wenig leichter zu machen, schlage ich ihr vor, sich im Vorfeld schon mal einige Formulierungen zurechtzulegen, mit denen sie sich freundlich behaupten bzw. abgrenzen kann. Damit sind Sätze gemeint wie: „Ich bin ja im Prinzip deiner Meinung, aber vielleicht könnte man das auch ein wenig anders sehen." Als sich kurz nach unserem Gespräch für Iris die Gelegenheit ergibt, sich von der Auffassung einer Kollegin abzugrenzen, gelingt ihr dies auf Anhieb erstaunlich gut. Sie muss dabei aber die Erfahrung machen, von der Kollegin ärgerlich zurechtgewiesen zu werden. Iris spürt wieder das Gefühl, ausgeschlossen und abgewertet zu sein. Sie ist aber nun in der Lage, dieses Gefühl frühen Erfahrungen zuzuordnen. Sie hat gelernt, dass sie heute das Recht hat, sich selbst zu behaupten, auch wenn das anderen Menschen nicht gefällt.

Wir beschäftigen uns weiter damit, dass Iris oft daran zweifelt, ob ihre Gefühle und Bedürfnisse überhaupt richtig sind. Sie meint, oft gar nicht zu wissen, was sie fühlt und möchte. Sie glaubt, auch das sei ein Grund, warum sie sich oft nicht von den Wünschen anderer abgrenzt.

Mir ist klar, dass Iris in ihrer Kindheit kaum lernen konnte, was sich für sie gut und richtig anfühlt und was sie nicht möchte. Hier besteht ein hoher Nachholbedarf. Ich schlage ihr deshalb eine kleine Übung vor. Zuerst bitte ich sie, eine Situation zu nennen, in der sie sich wohl gefühlt hat. Das ist nicht leicht und es dauert eine Weile, bis sie sich auf eine Situation festlegen kann. Sie wählt ein vor kurzem stattgefundenes gemeinsames Essen mit einem Freund. Dann bitte ich Iris, sich diese Situation so plastisch wie möglich vorstellen – so, als würde sie sie jetzt, in der Gegenwart, erleben. Außerdem soll sie sich bewusstmachen, woran konkret sie merkt, dass es ihr in der Situation gut geht und wodurch ihre positiven Gefühle konkret ausgelöst werden. Auch ihre körperlichen Reaktionen soll sie wahrnehmen.

Es ist nicht erstaunlich, dass Iris diese Übung schwer fällt. Aber sie entwickelt ein Gefühl dafür, dass sie auf diesem Weg lernen kann, zu erkennen, was sie möchte und was sie nicht will. Mit der Zeit und mit Hilfe weiterer Übungen gelingt es ihr dann schon etwas besser, eigene Wünsche und Bedürfnisse zu erkennen. Sie bemüht sich im Alltag die Übungen immer mal wieder durchzuführen.

Am Ende der Psychotherapie fühlt Iris sich gestärkt. Sie hat an Selbstbewusstsein gewonnen und ist nun besser in der Lage, eigene Wünsche und Bedürfnisse wahrzunehmen und sich anderen Menschen gegenüber zu behaupten. Sie steht ihrer Krankheit nicht mehr so hoffnungslos wie zu Beginn unserer Gespräche gegenüber. Sie ist optimistischer gestimmt, ihre Darmerkrankung in den Griff zu bekommen. Zwar sind die Bauchschmerzen und Durchfälle nicht gänzlich verschwunden, sie treten aber weitaus seltener auf. Das Wichtigste ist, dass Iris ihr Leben nicht mehr von der Krankheit beherrschen lassen will. Sie hofft, die Krankheit besiegen zu können. Sollte ihr das nicht gelingen, geht sie aber davon aus, auch mit den verbliebenen Krankheitssymptomen ein gutes Leben führen zu können.

Schlussbemerkungen

Ich habe mich schon immer dafür interessiert, wie Gedanken und Gefühle, Konflikte und Probleme, Glück, Freude und Zufriedenheit, also psychisches Erleben insgesamt, sich auf den Körper auswirken können – nicht nur auf die Entwicklung von Krankheiten, die ohne Organbefund bzw. mit für die Beschwerden nicht ausreichenden Organbefund bleiben, also Krankheiten, die gemeinhin dem psychosomatischen Bereich zugeordnet werden, sondern gleichermaßen auf Krankheiten, die als rein körperlich angesehen werden. Frühe Arbeiten, etwa die von Franz Alexander oder Viktor von Weizsäcker, in denen versucht wird, körperliche Krankheiten mit der Psyche in Verbindung zu bringen, habe ich gern gelesen. Überzeugt von der Richtigkeit dieses Ansatzes blieb aber das ungute Gefühl zurück, dass der Prozess, wie es die Psyche denn konkret anstellt, den Körper zu beeinflussen, nicht geklärt werden konnte.

Glücklicherweise sind wir heute schon etwas weiter. Mit Hilfe neuerer Forschungsergebnisse lässt sich der psychophysiologische Prozess der Krankheitsentstehung weitaus besser begreifen – auch wenn weitaus noch nicht alles verstanden ist. Das gilt natürlich auch umgekehrt. Die Wiederherstellung von Gesundheit lässt sich gleichermaßen mit dem Einfluss der Psyche auf den Körper auf der psychophysiologischen Ebene beschreiben.

Für mich als Psychotherapeutin bedeuten diese neuen Erkenntnisse eine enorme Aufwertung meiner Arbeit. Wenn die Psyche eine bedeutende Rolle spielt, wenn es um die Entwicklung körperlicher Krankheiten bzw. die Wiederherstellung von Gesundheit geht, dann ist die psychotherapeutische Arbeit von großer Bedeutung.

Als ich begann, auch körperliche Krankheiten mit in meine psychotherapeutischen Behandlungen einzubeziehen, habe ich mich natürlich gefragt, wie PatientInnen auf dieses Vorhaben reagieren. Es war eine interessante Erfahrung, dass ich fast immer auf Zustimmung gestoßen bin. Ich habe oft erlebt, dass PatientInnen ihrerseits oft Zusammenhänge zwischen ihrem psychischen Leid und ihrer körperlichen Krankheit vermuteten und sich daher manchmal sogar erfreut zeigten, mit ihren Gedanken ernst genommen zu werden.

Wichtig ist mir aber auch zu betonen, dass mit der psychotherapeutischen Behandlung körperlicher Krankheiten nicht die Hoffnung auf vollständige Gesundung vermittelt werden darf. Die Psyche ist ein wichtiger, aber nicht der einzige Faktor für die Wiederherstellung von Gesundheit. Manchmal, aber natürlich nicht immer, gelingt es den Krankheitsprozess zu stoppen. Was nach meinen Erfahrungen aber stets erreicht werden kann, ist ein besseres Leben, in dem die Krankheit nicht mehr im Mittelpunkt steht.

Ich freue mich, wenn es mir mit meinem Buch gelungen sein sollte, das Interesse von PsychotherapeutInnen für die Arbeit mit körperlich Erkrankten zu wecken.

Literatur

Ader, R., Cohen, N. (1982). Behaviorally conditioned immunosuppression and murin systematic lupus erythematosus. Science215, 1534–1536.

Barad, M. et al. (2014). Complex regional pain syndrome is associated with structural abnormalities in pain related regions of the human brain. Journal of Pain 15 (2), 197–203.

Bauer, J. (2008). Das Gedächtnis des Körpers. München: Piper.

Bauer, J. (2020). Experteninterview Neurowissenschaften. In Reuter, E., Haarhoff, G., Malzon-Jessen, Y. (Hrsg.). Mehr Jahresringe als erwartet – Überlebensgeschichten nach schwerer Krebserkrankung. Stuttgart: Schattauer.

Benedetti, F.et al. (2006). The biochemical and neuroendocrine bases of the hyperalgesic nocebo effect. Journal of Neuroscience, 26 (46), 12014–12022.

Besser-Siegmund, C. (1994). Die sanfte Schmerztherapie mit mentalen Methoden. Düsseldorf: Econ Taschenbuchverlag.

Bialas, P. (2016). Morbus Sudeck. Psychotherapie im Dialog. (4), 54–57.

Boeck, C. et al. (2016) Inflammation in adult women with a history of child maltreatment. Mitochondrion, (30), 197–207.

Böger, A. (2018). Morbus Sudeck: Schmerzkontrolle und Restitution der Funktionalität. Deutsches Ärzteblatt, 115 (3), 76–80.

Brainswhaite, A., Cooper,P. (1981). Analgesic effects of branding in treatment of headaches. British Medical Journal. 282, 1576–1578.

Breines, J. et al. (2014). Self compassion as a predictor of interleukin 6 response to acute psychological stress. Brain, Behavior & immunity. 37, 109–114.

Broom, B. (2015). Bedeutungsvolle Krankheit. Psychoneuroimmunologie und der Mind-Body Arzt. In Schubert, S. (Hrsg.), Psychoneuroimmunologie und Psychotherapie. Stuttgart: Schattauer, 363–380.

Buske-Kirschbaum, A. et al. (2001). Preliminary evidence for herpes labialis recurrence following experimentally induced disgust. Psychotherapy and Psychosomatics. 70, 86–91.

Cohen, S. et al.(2003). Emotional style and susceptibility to the common cold. Psychosomatic Medicine 65 (4) 652–657.

Chrousos, G., Gold, P. (1992). The concepts of stress and stress system disorders. Overview of physical and behavioral homeostasis. Jama, 267 (9), 1244–1252.

Croos-Müller, C. (2017). Alles gut. Das kleine Überlebensbuch. München: Kösel.

Croos-Müller, C (2013). Viel Glück. Das kleine Überlebensbuch. München: Kösel.

Danner, D. et. al (2001). Positive emotions in early life and longevity: Findings from the nun study. Journal of Personality and Social Psychology, 80 (5) 804–813.

Ehlers, A. (1999). Posttraumatische Belastungsstörung. Fortschritte der Psychotherapie. Göttingen: Hogrefe.

Ehrrson, H. et al. (2003). Imagery. of voluntary movement of fingers, toes, and tongue activates corresponding body part specific motor representations. Journal of Neurophysiology, 90 (5) 3304–3316.

Ekman, P. et al. (1983). Autonomtic nervous system activity distinguishes among emotions. Science, 221, 1208–1210.

Engel, G. et al. (1956). A study of an infant with a gastric fistula. Psychosomatic Medicine, 18, 374–398.

Ertelt, D. et al. (2007). Action observation has a positive impact on rehabilitation of motor deficits after stroke. Neuroimage, 36, 164–173.

Eßing, G. (2018). Praxis der Neuropsychotherapie. Wie die Psyche das Gehirn formt. Berlin: dpv.

Felitti, V. et al. (1998). Relationship of childhood abuse and household dysfunction to many of the leading causes of death in adults. The adverse childhood experience (ACE) study. American Journal of Preventive Medicine 14 (4), 245–258.

Flor, H. (2004). Wie verlernt das Gehirn den Schmerz? Verletzungsbezogene und therapeutisch induzierte neuroplastische Veränderungen des Gehirns bei Schmerz und psychosomatischen Störungen. In Schiepek, G. (Hrsg.), Neurobiologie der Psychotherapie. Stuttgart: Schattauer.

Flor, H. (2011). Neurobiologische und psychobiologische Faktoren der Chronifizierung und Plastizität. In Kröner-Herwig, B. et. al. (Hrsg.), Schmerzpsychotherapie. Berlin: Springer.

Fraga, M. et al. (2005). Epigenetic differences arise during the lifetime of monozygotic twins. Proceedings of the National Academy of Sciences, 102 (30), 10604–10609.

Freeman, L., Welton, D. (2005): Effects of imagery, critical thinking, and asthma education on symptoms and mood state in adult asthma patients. The Journal of Alternative and Complementary Medicine, 11 (1), 57–68.

Gerhardt, S. (2006). Die Kraft der Elternliebe. Wie Zuwendung das kindliche Gehirn prägt. Düsseldorf: Patmos.

Geuter, U. (2015). Praxis Körperpsychotherapie. Berlin: Springer.

Grawe, K. (2004). Neuropsychotherapie. Göttingen: Hogrefe.

Günthert, E. (2013). Psychosomatische Urologie. Stuttgart: Schattauer.

Haas, J. (2022). Frequency of Adverse Events in the Placebo Arms of Covid-19 Vaccine Trials. A systematic Review and Meta-analysis. Jama Network Open 5 (1).

Hampe, R. (2013). Die Förderung therapeutischer Prozesse bei Brustkrebspatienten durch Kunsttherapie. In Nittel, D.,Seltrecht, A. (Hrsg.), Krankheit: Lernen im Ausnahmezustand? Berlin: Springer.

Hasenbring, M. (1993). Biopsychosoziale Grundlagen der Chronifizierung. In Zenz, M., Jurna, I. (Hrsg.), Lehrbuch der Schmerztherapie. Stuttgart: Wissenschaftliche Verlagsgesellschaft.

Hofmann, E. (2003). Progressive Muskelentspannung. Ein Trainingsprogramm. Göttingen: Hogrefe.

Heinl, I., Heinl, H. (2014). Körperschmerz – Seelenschmerz. Die Psychosomatik des Bewegungssystems. London: Thinkaeon.

Jung, C.G. (1971). Das Seelenproblem des modernen Menschen. GW 10, §§ 148–196. Olten: Walter.

Jungnitsch, G. (2003). Fortschritte der Psychotherapie. Rheumatische Erkrankungen. Göttingen: Hogrefe.

Juottonen, K. et. al. (2002). Altered central sensorimotor processing in patients with complex regional pain syndrome. Paine, 98 (3), 315–323.

Kiecolt-Glaser, J. et al. (1991) Spousal caregivers of dementia victims: longitudinal changes in immunity and health. Psychosomatic Medicine, 53(4), 345–362.

Kelley, W. et al. (2002). Finding the self? Journal of Cognitive Neuroscience, 14 (5), 785–794.

Kaptschuk, T. et al. (2010): Placebos without deception. PLoS ONE 2010 5, 12, e15591.

Kabat-Zinn, J. (2013). Gesund durch Meditation. Das große Buch der Selbstheilung mit MBSR. Knaur: München.

Kröner-Herwig, B. (2000). Rückenschmerz. Fortschritte der Psychotherapie. Göttingen: Hogrefe.

Krüger, K. (2017). Der stille Feind in meinem Körper. München: Scorpio.

Levine, J. et al. (1978). The mechanism of placebo analgesia. Lancet,2 (8091), 654–657.

McGowen, P. et. al. (2009). Epigenetic regulation of the glucocorticoid receptor in human brain associates with childhood abuse. Nature Neuroscience, 12 (3), 342–348.

Momen, N. et al. (2020). Association between mental disorders and subsequent medical conditions. New England Journal of Medicine, 382, 1721–1731.

Mostofsky, E. et. al. (2014). Outbursts of anger as a trigger of acute cardiovascular events: a systematic review and meta-analysis. European Heart Journal, 35 (21), 1404–1410.

Mosely, J. et al. (2002). A Controlled Trial of Arthroscopic Surgery for Ostheoarthritis of the Knee. The New England Journal of Medicine, 347 (2), 81–88.

Nishimi, K. et al. (2022). Association of Psychiatric Disorders with Incidence of SARS-CoV-2 Breakthrough Infection Among Vaccinated Adults. JAMA Network Open, 5 (4), e227287.

Page, S. et al. (2007). Mental Practise in Chronic Stroke. Stroke, 38 (4), 1293–1297.

Pega, F. et al. (2021). Global, regional and national burdens of ischemic heart disease and stroke attributable to exposure to long working hours for 194 countries. 2000–2016. A systematic analysis from the WHO/ILO Joint Estimates of the work – related Burden of Disease and Injury. Environment International, 154, 106595.

Phillips, D. et al. (1993). Psychology and survival. Lancet, 342 (8880), 1142–1145.

Popkirov, S. (2020). Funktionelle neurologische Störungen. Berlin: Springer.

Pascual-Leone, A. et al. (1995). Modulation of muscle responses evoked by transcranial magnetic stimulation during the acquisition of new fine motor skills. Journal of Neurophysiology, 74 (3), 1037–1045.

Rainville,P. et.al (1997). Pain a encoded in human anterior cingulate but not somatosensory cortex. Science, 277 (5328), 968–971.

Reddemann, L. (2006). Imagination als heilsame Kraft. Stuttgart: Klett-Cotta.

Reuter, E., Haarhoff, G., Malzon-Jessen, Y. (2020). Mehr Jahresringe als erwartet – Überlebensgeschichten nach schwerer Krebserkrankung. Stuttgart: Schattauer.

Rosenkranz, M. et al. (2003). Affective style and in vivo immune response. Proceedings of the National Academy of Sciences of the United States of America. 100, 1148–52.

Rosengren, R. et al. (2004). Coronary disease in relation to social support and social class in Swedish men. A 15 year follow-up in the study of men born in 1933. European Heart Journal, 25 (1), 56–63.

Ranganathan, V. et al. (2004). From mental power to muscle power – gaining strength by using the mind. Neuropsychologia, 42 (7), 944–956.

Rüegg, J. (2007). Gehirn, Psyche und Körper. Stuttgart: Schattauer.

Rüegg, J. (2013). Die Herz-Hirn-Connection. Wissen und Leben. Stuttgart: Schattauer.

Schachter, S., Singer, J. (1962). Cognitive, Social and Physiological determinants of emotional state. Psychological Review, 69 (5), 379–399.

Seemann, H. (2000). Freundschaft mit dem eigenen Körper schließen. Leben lernen 115. München: Pfeiffer bei Klett-Cotta.

Sepa A. et al (2005). Psychological stress may induce diabetes-related autoimmunity in infancy. Diabetes Care 28 (2), 290–295.

Serpeloni, F. et. al (2017). Grandmaternal stress during pregnancy and DNA methylation of the third generation. Translational Psychiatry, 7 (8), e1202.

Shirtcliff, E. et al. (2009). Early childhood stress is associated with elevated antibody levels to herpes simplex virus type 1. Proceeding of the national Academy of Sciences of the United States of America, 106 (8), 2963–2970.

Siegel, B. (2018). Prognose Hoffnung. Liebe, Medizin und Wunder. Berlin: Ullstein.

Schubert, C. (2016). Was uns krank macht. Was uns heilt. Munderfink: Fischer & Gann

Schubert, C. (2015) (Hrsg.). Psychoneuroimmunologie und Psychotherapie. Stuttgart: Schattauer.

Schubert, C. (2015). Psychoneuroimmunologie körperlicher Erkrankungen. In Schubert, C. (2015) (Hrsg.), Psychoneuroimmunologie und Psychotherapie. Stuttgart: Schattauer, 68–116.

Schubert, C. (2019). Kollagenosen und Psychoneuroimmunologie – Beispiel systemischer Lupus erthematodes. Zeitschrift für Komplementärmedizin 11 (5), 56–61.

Spork, P. (2017). Gesundheit ist kein Zufall. Wie das Leben unsere Gene prägt. München: DVA.

Stelzig, M. (2013). Krank ohne Befund. Salzburg: Ecowin.

Strempel, I. (2018). Das andere Augenbuch. Essen: KVC Verlag.

Unternaehrer, E. et. al (2012). Dynamic changes in DNA methylation of stress associated genes after acute psychosocial stress. Translational Psychiatry 2, e150.

Uvnäs-Moberg, K. (1998). Oxytocin may mediate the benefits of positive social interaction and emotions. Psychoneuroendocrinology, 23, 819–835.

van der Kolk, B. (2015). Verkörperter Schrecken. Probst: Lichtenau.

Waller, C. et. al (2016). Blunted Cortisol Stress Response and Depression-induced Hypocortisolism is related to Inflammation in Patients with Coronary Artery Disease. Journal of the American College of Cardiology, 67 (9), 1124–1126.

Weber, J. (2017). Ich fühle, was ich will. Bern: Hogrefe.

Wetzel, S. (2013). Hoch wie der Himmel, tief wie die Erde. Bielefeld: Theseus.

Wilde, O. (2016). Philosophische Leitsätze zum Gebrauch für die Jugend. In Gesammelte Werke.Paperless.

Williams, L. et al. (2009). Depression and bone metabolism. Psychotherapy and Psychosomatics, 78 (1), 16–25.

Zubieta,J. et al. (2001). Regional mu opioid receptor regulation of sensory and affective dimensions of pain. Science 293, 5528, 311–315.

Sachregister

Affektbrücke 32
Achtsamkeit (Mindfulness-based stress reduction) 66
Arthritis, rheumatoide 89–93
Arthrose 49
Autoimmunerkrankungen 35, 38, 62
Bindehautentzündung 44
Brustkrebs 76–79
Blasenentzündung, chronische 97–102
Broken Heart Syndrom 37f.
Colitis Ulcerosa 103–108
Entzündung, stille 35
Epigenetik 28
Erfahrungen 10, 14, 29
– traumatische 28f., 39
– und Genregulation 27f.
– und Gehirnprägung 29
Gedächtnisspuren, unbewusste 40
Gefühlspanzer 88
Gefühlswahrnehmung, mangelnde 19f.
Gesundheit, psychische 13
Glaube 34, 53–55
Glaubenssätze 33, 39f.
Glückshormone 48, 65
Grüner Star 45
Hashimoto Thyreoiditis 63
Heilung 12, 46, 55, 60f.
Heuschnupfen 56
Herzstolpern 18
Immunsystem 10, 34–36
Inneren Arzt 47f.
Imagination 54f., 73
Körper und Psyche 9f., 14f. 43f., 63f.
Komplexes regionales Schmerzsyndrom (Sudeck Syndrom) 54, 71–76
Koronare Herzerkrankung 80–84
Krankheiten, bedeutungsvolle 43
Krankheitsvorgänge, psychophysiologisch 47
Krebs 11, 61
Lähmungen 11, 94–97
Lupus erymathodes 40f., 62f.
Magenbeschwerden 67
Magenkarzinom..50
Nervensystem 15f., 29, 33, 43f., 65–67
Nierenbeckenkrebs 61
Progressive Muskelrelaxation 17, 66
Psychoedukation 45–47
Psychoneuroimmunologie 12, 34
Psychosomatik 12
Rückenschmerz 18, 24, 30, 49f., 84–89
Schmerzgedächtnis 29–32
Schmerzdämpfer, körpereigene 11, 22f.
Schmerzmittel, körpereigene 55, 86
Selbst, das 49
Selbstheilungskräfte 11, 55, 67
Somatische Marker Trainings 20
Somatoforme Störung 12
Spiegeltherapie 73
Spontanheilung (Spontanremission) 11, 49
Stresshormone 21, 37, 45, 67, 74
Suggestionstechniken 93
Trauma 21f.
Übung: Sinnstiftende Lebensziele 51f.
Übung: Selbstzuwendung 52f.
Übung: Schmerzreduktion 56f.
Übung: Visualisierung von Krankheitsbewältigung 57f.
Übung: Visualisierung von Gesundheit 59f.
Übung: Zusammenhang von Körper und Psyche 63f.
Übung: Assoziation Psyche und Körper 65
Übung: Gute Berührung 68
Übung: Bewegung mit den Armen 68f.
Übung: Den Atem spüren 69f.
Vorstellung, Kraft der 53, 57
Vorstellungsübungen 54f.